だいわ文庫

休む技術2

JN090328

西多昌規

大和書房

はじめに
プライベートに自分から仕事を呼び込んでいませんか？

ＤＸ（デジタル・トランスフォーメーション）という言葉を、よく耳にするようになりました。ＤＸにもさまざまな定義があるようですが、簡単にまとめると、デジタル技術を用いることで、生活やビジネスが変容していく流れを言うようです。

スマートフォン、オンラインなど、みなさんが日常的に使っているＩＴ技術も、ＤＸの一部です。こういったＤＸ化が、わたしたちの働き方を含めたライフスタイルを劇的に変えています。

働き方改革、コロナ禍の影響もあり、勤務形態は変化し、多くの人が今までとは違う疲れを抱える時代。

決まった休日はなく、仕事が続くと休めないフリーランスの人はもとより、コロナ禍を経てリモートワークが増えた人、帰宅時間は早くなったのに家でも仕事をしてしまう人、フレックスタイム制で残業時間は減ったもののプライベートと仕事のメリハリをうまくつけられない人が、**時間の奴隷にならずにオンとオフをベストなバランスでコントロールし、自分に必要なかたちで休み、サステナブル（持続可能）に働く**ためには、どんなふうに考え、何を重視すればよいのでしょうか。

最近増えてきた疲れや、起こりがちな不具合やストレスを挙げてみましょう。すべてわたし自身が経験したり、他人から直接聞いたりした、現実的な悩みです。

・**運動不足、座りっぱなし** ▼ 肥満、腰が痛くなる
・**眼精疲労** ▼ 目が疲れる、チカチカする
・**注意散漫、集中力低下** ▼ 仕事中もついスマホを見てしまう、在宅だと家のことに気を取られる
・**仕事に終わりがない** ▼ どこでも仕事ができる代わりに、自宅が24時間、仕事場になってしまう

もちろん、これだけではありません。実はあなたも（そしてもしかしたらわたしも）気づいていない、右に挙げたリスト以外の疲れやストレスもあるでしょう。毎日なんとか仕事ができているから大丈夫、と思っているかたにも、実は疲れとストレスが静かに忍び寄ってきているかもしれません。

こうした疲れやストレスをためずに働くためには、

- **気づきにくい疲れを軽視しない**
- **自分の仕事に合うペースをうまくつくる**（変化への適応）
- **オンには自分のペースで働き、オフにはリラックスする**
- **DX化に伴う対人関係の変化のなかで、有効な新しいつながりを意識する**
- **自分で休みを計画し、コントロールして、今とこれからの自分をラクにする**

こうしたことがとても大切です。

また、ＤＸ時代の疲れやストレスは、個人差が激しいのも特徴です。

もちろん、業務内容や働き方によって、それぞれに休み方は異なりますが、「わたしの働き方は今までと変わらないから関係ない」と思っている人も、数年後はどうなっているかわかりません。時代の変化と無関係でいられる人は、これからはほとんどいないと思ったほうがよいのかもしれません。わたしたちは、そんな時代に生き、新しい疲れや不安、ストレスとともに生きざるを得ないのです。

本書では、そんな**新しい時代の疲れの原因を探り、その疲れを癒し乗り越えるための「休み方」**を、みなさんとともに考えていければと思います。この本を、ＤＸ時代をともに生きるすべてのかたの参考にしていただければ、これに勝る幸せはありません。

休む技術2◎目次

3章

「休んでもなぜか疲れが抜けない」を乗り越える

——習慣を変えて、脳と心をゆっくり休める技術

4章

イライラや不安から心を守る休み方

——考え方と行動のクセを見直して、自分を取り戻す時間をつくる技術

1章

自分に合ったリズムをつくってしっかり休む

オン・オフを上手に切り替えて
プライベートな時間を確保する技術

「小さな休憩」と「大きな休憩」を組み合わせて休む

DX時代ならではの休憩の難しさ

座りっぱなしが原因の腰痛、デジタルワークで酷使された目の疲れ、マルチタスクの多さからくる集中力の低下、打ち合わせも会議もデータ作成も、いつでもどこでもできるようになったせいで、仕事に区切りがつかない――。

そんな過酷な仕事環境のなかでサステナブルに働くには、休みをしっかり取ることが大切と、きっと誰もが気づいてはいるのでしょう。けれど実際は、**「いつも忙しい」に紛れて休みなく働き続けてしまう**、という人も多いのではないでしょうか。

働き方が多様化したDX時代に痛感するのは、「休憩」の難しさです。たとえば会社内ならば、ずっとオフィスにいると上司や同僚の視線もあり、なかなかリラックスできません。そこで、ちょっとだけデスクを離れて休憩しよう、ランチは外でゆっくり食べよう、コンビニでお茶でも買ってこよう、と気分転換のための行動をすることになります。

ですが、自宅でのリモートワークではどうでしょうか。特に自分の部屋で仕事をしているならば、会社のような他者の視線はありません。つい気が緩んで、そのまま座りっぱなしでのネットサーフィンが、「休憩」ということになっているかもしれません。

また、仕事に集中できず、しょっちゅうスマホやネットでよそ見をしているような、「わき見休憩」をしていれば、なおさら席を離れてまとまった休憩を取ることに罪悪感を覚えてしまいます。

誰の目も気にしなくていいという気楽さは、会社と違ってリラックスできる半面、仕事への集中力だけでなく、「休憩」をしっかり取ろうという動機をも奪ってしまっている可能性があります。しかし、**自宅でマイペースで仕事が可能というケースほど、「休憩を意識して取る」ことが肝心**です。

とはいえ、「休憩は大切なんだ」と思っただけでは、結局座りっぱなしで、仕事なのか休憩なのかはっきりしない時間が長くなってしまうかもしれません。

もちろん、出社したらすぐにデジタルワークを始めて一日中切れ目なく働いている、というかたも同じです。そんな人ほど、具体的な休憩の取り方のルールを決めたほうが、ダラダラ仕事を続けるリスクを減らすことができます。

25分仕事・5分休憩＋午前1回・午後2回の小休止を

「何分おき」かを考えるより、まず「小さな休憩」と「大きな休憩」という、2種類の休憩を意識することから始めましょう。「小さな休憩」とは、3〜5分ほどの小休憩です。イスから離れて、お茶を飲んだり、ストレッチをしたり、遠くの景色を見たり、ちょっとしたリラックスタイムを挟むイメージでしょうか。これは、25分仕事をして5分休むサイクルを繰り返す時間管理術の定番、**「ポモドーロ・テクニック」**に該当します。

ポモドーロ・テクニックには、時間を区切ることで、強制的に休憩できるというメリットがあります。達成感が得られ、自己効力感も向上します。

この**「小さな休憩」を、20～30分ごとに5分間**は取りましょう。そして2～3時間に1度は、20～30分程度の「大きな休憩」を取り入れます。**「大きな休憩」は、午前中に1回、午後は2回、**程度が目安でしょうか。

ただ、始動が遅れると、ダラダラと25分が過ぎ去ってしまいます。ノッてくると、逆に集中できてきたところで休憩となったり、中途半端なところで休憩すると、再スタートがしづらいなど短所もありますので、自分に向いたやり方で休憩しましょう。

「大きな休憩」では外に出る、ストレッチをする

「大きな休憩」では、天気がよければ外に出て日光を浴びて、木や花などの自然に目をやりましょう。**外気にあたり自然に触れる**のは、なによりのリフレッシュです。**好きな音楽を聴く、目を閉じてボーッとする。長めのストレッチをする、**なども、もちろんおすすめです。在宅ワークのかたなら、ヨガマットを部屋に敷いておけば、いずれの休憩でもストレッチが可能です。

休憩間隔については、人間が集中できる時間は30分、いや60分だ、などの意見が

あり、いろいろな研究結果が発表されています。しかし人間の集中できる時間、あるいは休憩を必要とするタイミングは、そのときの調子や取り組む作業によって違いが大きすぎるので、何分間集中できるかという議論はあまり意味がないのではないでしょうか。

「小さな休憩」「大きな休憩」という考え方は、そのときの状態や作業内容に左右されず、標準的で実行しやすい休憩間隔だと思います。

終わりのないデスクワークをダラダラ続けてしまい、結果として集中力が落ちていると感じがちなかたには、ぜひ取り入れていただきたい「休み方」です。

休むヒント

「小さな休憩」は30分ごとに、「大きな休憩」は午前1回、午後2回を目安に。

「オフ」＝「休憩」はしょっちゅう細かく取る

コーヒーブレイク再評価のすすめ

「オフ」にも、いろいろな「オフ」があります。夏休みやゴールデンウィークなど長い休暇、あるいは週末・祝日の一日単位のオフ、それに働いている一日のなかでの細かい「オフ」があります。どれも欠かせないものなのですが、近年より重要性が増しているのは、最後に挙げた「オフ」、前項で触れたポモドーロ・テクニックのような細かい「休憩」です。

眼精疲労などの**疲労回復**、**座りすぎの防止**、**注意散漫対策**など、「休憩」の重要性については、本書の随所で触れています。適度なタイミングでの休息は、作業効率だけでなく、心身の健康にも関わってきます。

しかし、わたし自身もそうなのですが、なかなか「適切なタイミング」での休憩が取れません。つい、仕事を続けてしまうのです。

わたし以外にも、休憩のタイミングを逃しがち、というかたはいらっしゃるのではないでしょうか。そういうかたは、**30分から1時間以内にはイスやパソコン画面から離れて、休憩を取らざるを得ないような仕組みをつくったほうが現実的**です。しかも、できるだけ健康的な仕組みがいいでしょう。

わたしが取り入れていて、実践的だと思う休憩のための仕組みは、別に特別なことではありません。

①コーヒーないしお茶を飲む

②自宅作業中なら器具を使った軽い運動（ストレッチ、バランスボールなど）、**オフィスでなら時間を決めて一日に数回、背伸びをしたり肩甲骨を寄せる**

③同僚や家族とのおしゃべり

やはり仕事との相性がいいのは、コーヒーです。オフィスワーカーなら自動販売機で買ったコーヒーでもよいですが、在宅ワークが多いかたならコーヒーメーカーで、あるいは、ウェーブタイプのドリッパーを使って、バリスタのようにペーパードリップで淹《い》れるのもおすすめです。フレンチプレスを使ってコーヒーを淹れるのもいいでしょう。

手間は少しかかりますが、コーヒーメーカーで作るよりもおいしいです。豆にもこだわりが出てきて、いいコーヒー豆はどこで売っているかなど、関心も高まってきます。なにより、粉状にひいたコーヒー豆の上に、円を描くようにお湯を注いでいく作業は、精神安定にもよいと思います。使ったペーパーは片づけ、ドリッパー、カップはちゃんと自分で洗っておきましょう。小さな家事、特に食器洗いなどの片づけ系は、ストレス解消にも、軽く身体を動かすという意味でも、よいことずくめです。

コーヒーメーカーがない、カフェオレがいい、コーヒー豆がないなど、コーヒーを自宅で淹れられない。そういう人は、コンビニエンスストアに出かけて、コンビニコーヒーを買ってきましょう。**ちょっとした散歩になり、リフレッシュにもなります。**

「現状維持バイアス」を低くして休憩のハードルを下げる

休憩のあいだの小まめな運動といっても、手軽にできそうなことは背伸びや肩甲骨を寄せる程度のものになります。それでもやらないよりはマシなのですが、自宅作業中なら手軽にすぐに使える器具を置くのも一案です。たとえばバランスボールは、置いてあればのっかるだけなので、何かを始めるときの億劫さ、いわゆる心理的バリアを低くしてくれます。ストレッチもよいのですが、いちいちマットを敷くのは面倒でしょう。これも、たとえばフレックスクッション®のような簡易器具があれば、そのうえに座るだけでも骨盤のストレッチ効果が得られます。

休憩時間は同僚や家族とおしゃべりをするいい機会です。「肩が凝った」「目が疲れた」などと明るく愚痴るのでもいいでしょうし、「ランチどうする?」「今度の休みはどこか行く?」など、オフの話題でおしゃべりしてもいいでしょう。

人間には、「現状維持バイアス」という、今続けていることを続けたい、変化したくないという心理特性があります。**「休憩」はラクに思えますが、「現状維持バイアス」を変える、実は面倒な切り替えでもある**のです。そのためにも、「休憩」のためのバリアを低くしておくことが大切です。

「小まめに休息を取るぞ！」という意気込みや意識づけだけでは、現状維持バイアスを乗り越えられません。コーヒーを淹れる楽しみ、すぐにストレッチができる器具をそろえることなどは、この「現状維持バイアス」を低くするための工夫でもあるわけです。

休むヒント

「現状維持バイアス」を乗り越えるために、切り替えの儀式をいくつか決めておきましょう。

1週間の予定、1ヶ月の上・中・下旬の予定をイメージしてリズムをつくる

中・長期的なリズムをつくればプライベートな時間を確保できる

自分のリズムをつくってオンとオフをコントロールし、充分なプライベートタイムを確保するために必要なのは、一日のなかのリズムだけではありません。**1週間、1ヶ月間、半年、一年というリズムも大切**です。

働き方の多様化によって、以前よりも**「週末」の感覚がなくなってきた、というかたはいないでしょうか**。そんな状態が続くと、たとえば土日は休みだとわかっていても、

「この書類をつくっておかないと不安」

「いいアイデアを思いついた」

「ネットを見ていたら、忘れていた作業を思いだした」

など、**プライベートに自分から仕事を呼び込んでしまいかねません。**それが習慣化してしまえば、オフの日にリラックスして身体と心を休める暇もなく、なんだかいつも忙しいのに毎日同じような日が続いていくことでしょう。

週末が休みの会社に勤めているなら、土日は意識して平日と違うルーティーンをつくるなどして、1週間のなかにメリハリを取り入れましょう。

1ヶ月は上・中・下旬に分けてオン・オフをイメージする

この先の見えない世の中では、半年、一年のリズムよりも、1週間、1ヶ月のリズムに気をつけて積み上げていったほうが、現実的でしょう。それでも1ヶ月は、あっという間に過ぎていきます。次の月の行事や予定、忙しさをイメージする時間を、前の月の終盤には持ちましょう。

1ヶ月を上旬・中旬・下旬に分けて、上旬にはこの作業を済ませておきたい、中旬には緊張するイベントがあるので無理しない、下旬は月締めの作業があるので仕事モードで、など、**ざっくりしたイメージをつくることが大切**です。前半・後半という分け方でもいいですし、週末ごとに分けるほうが合っていれば、それがいいでしょう。月末は忙しいでしょうから、なるべく月の前半で仕事を進めておくような、大まかなイメージも悪くありません。

春〜秋は戸外でのオフを楽しんで一年にメリハリを

一年を通しての綿密な計画は立てづらい状況だとすれば、ただ一点、**日照時間の長い3〜10月の期間は、旅行や外出など、外に出るオフの時間を、冬よりも増やす**ことをおすすめします。陽気のいい季節に外の空気を吸わないのは、もったいない話です。

北海道や東北にお住まいのかたは、自然に実践している暮らし方でしょう。わたしが留学していたボストンも、日本でいうと北海道に似た気候で、お天気がちょうどいい期間は、5〜7月くらいしかありません。その間、人々は外出やレジャーをここぞとばかりに積極的に楽しみます。11月から4月頃までは寒い冬で、夜の時間が長くなります。この期間、研究や論文を頑張るという人がわたしの周りにはかなりいました。

日本は、四季の変化があります。一年通して生活がマンネリになり、同じように過ごしてしまいがちだと感じたら、ぜひ**季節のメリハリを今以上に意識**して、過ごしていきましょう。

休むヒント

週末だけのルーティーンを決めてメリハリをつくりましょう。
1ヶ月のオン・オフのイメージをもちやすくなります。

タイムキーパー不在の時代にはルーティーンでリズムをキープ

テレビがタイムキーパーだった昭和・平成

朝早く起きての長時間通勤・通学や、満員電車は、コロナ禍でのリモートワークを経験した人にとっては、もう二度とやりたくないと感じた最たるものでしょう。しかし、通勤・通学という行動は、身体を動かすいい機会を与えてくれる側面もありますし、**朝の通勤・通学が一日のリズムをつくってくれている**のも事実です。

また、会社で仕事をする場合は、多少の残業はあったとしても、最終的には家に帰らなくてはならないという区切りがあります。ところがリモートワーク、オンラインワークでは、そういう区切りがありません。

そもそも、ただでさえ洪水のような量とスピードの情報を浴び続けている現代人の暮らしは、どんな働き方だったとしても、時間の区切りとなる「タイムキーパー」が失われてしまっています。

昭和から平成初期においては、見たいテレビの人気番組によって、わたしたちのリズムが整っていたとも考えられます。「ズームイン!!朝!」など、朝のワイドショー、NHKの朝ドラ、昼は「笑っていいとも!」、夕方のアニメ、7時ないし9時のニュース、9時からのドラマ、「ニュースステーション」「NEWS23」など夜のニュース、「11PM」「トゥナイト」など夜のバラエティ……。

若い人は知らない番組も多いと思いますが、「この番組を見るために仕事を終わらそう」「晩ご飯はこの番組を見ながら食べよう」など、昭和・平成初期は、テレビがわたしたちのタイムキーパーの役割を果たしていました。

ところが、現代はどうでしょうか。朝はスマホ、昼もスマホ、夕方もスマホ、夜もスマホ、そして深夜もスマホ……、すべての時間帯がスマホの人も少なくないはずです。

スマホに乗っ取られないリズムづくりが肝要

博報堂DYメディアパートナーズメディア環境研究所の調査によると、スマホの一日平均使用時間は、2010年は25・2分だったのが、2022年では146・9分と、6倍弱にもなっています。スマホ使用時間の増加は、目の疲れや首・肩の凝り、睡眠不足だけでなく、わたしたちの日中のリズムまで、単調にしてしまっている可能性があります。

その結果、朝ベッドのなかでスマホのメールをチェックして、ちょっと顔を洗ってパンでも食べて、着替えもせずジャージのままデスクで夕方までリモートワーク。夕食を食べた後、また仕事が気になって同僚にメールをしたり、ネットで調べものをしたり。こんな調子で、**気がつくと夜9時どころか0時近くまで仕事をしている**というかたはいないでしょうか。特に一人暮らしの人、まじめな人ほど、こうなりやすい傾向があります。

このような、いわば「リモートオーバーワーク」によるうつ病の人もクリニックを訪れるのが最近の傾向です。治療は薬ではなく、本人への生活指導と、会社に仕事を減らしてもらうよう仲介する調整が主となります。

時間帯ごとのルーティーンでダラダラ仕事にメリハリを

タイムキーパー不在のDX時代だからこそ、特にリモートワークを取り入れている職場で働いているなら、朝シャワーを浴びる、12時に昼食を食べる、18時に部屋着に着替えるなど、できれば違う時間帯で、最低限のルーティーンを決めましょう。大切なのは、「これをやらないと」と意識することではありません。**自分でも意識せずに動作に移っている、やらないと落ち着かなくなるくらいに習慣化し、「自動化」する**ことが大切です。寝る前に歯を磨かないと気持ち悪くて落ち着かないというのが、いい例でしょう。

参考までにわたしのルーティーンは、朝のシャワーとコーヒー、昼は必ずデスクから離れて昼食、20時前には夕食、寝る前はストレッチ、休日の午後は必ずジョギング、くらいでしょうか。

強い気持ちで行う、無理を押してやるといった類の行動は、自動化＝ルーティーン化は難しいものです。**シンプルな生活習慣を、タイミングのよい時間帯で、とにかく毎日行う**ことを意識しましょう。そうしなければ、成果の上がらないわりに疲れるダラダラ仕事に一日を乗っ取られてしまいます。

休むヒント

始めるのが簡単な、シンプルな習慣をタイムキーパーにして、日中のリズムを整えましょう。

一日の始まりは、「朝の新習慣」でスイッチをオンにする

「小さなイベント」でオンとオフを切り替える

スマホにパソコン、メールにSNSの時代。いつでもどこでも仕事ができるようになったために、オンとオフは混然一体となり、もはや「オン・オフをはっきり区別しよう」というスローガンは、一昔前のものに思えてしまいます。

とはいうものの、働き方のバリエーションが増えた今、最低限の切り替えが必要なことは間違いありません。「切り替えなんてムリ」と諦めると、ダラダラと効率の上がらない仕事を続けてしまったり、あるいは、気づかないうちにコントロール不能な過重労働にはまってしまいます。

「オンとオフをはっきり区別」などと聞くと、一日のうちの数時間はオン、あるいは休日などは一日オフというように、まとまった時間単位で考えてしまいがちかも

しれません。

しかしわたしは、そうではなくて、一日のうちで、あたかも**トイレに行くぐらいの軽い気持ちで、オンとオフとを軽やかに切り替える習慣**が、ＤＸ時代に合っている気がします。

特に在宅勤務の場合は、切り替えのきっかけとして、ごく小さなイベントを決めておくことが効果的です。日常生活に落とし込めそうな習慣や工夫を考えてみましょう。

特に重要なのは、**「オン」への切り替え**です。

・洗顔あるいはシャワー
・朝ごはん

といった朝のルーティーンのあと、次のことを心がけてみましょう。朝のイベントで大切なのは、なんといってもこの３つです。

・着替え
・「始めるぞ」など声をかける、宣言する
・外に出て太陽光を浴びる

朝のあいさつは欠かさずに

洗顔やシャワー、朝食、歯磨きなどは、もともと習慣としていた人も多いかと思います。もちろん出勤するなら「着替え」は当たり前のことです。しかし、リモートワークが多くなってきたという人には、着替えはとても大切なイベントです。

オンライン会議で顔を見せるときや、重要な仕事に取り組むときぐらいは、部屋着ではなく、そのまま外出できるくらいの服装に着替えると、気持ちをオンにしやすくなります。勝負のかかった仕事があるのならば、自宅ワークでもスーツに着替えてみるのもアリでしょう。

家族のいる人は、自宅で作業に入る際も、**「これから作業に入ります」「仕事始めます」**などと、声をかけたほうがいいでしょう。相手が行動しやすいように配慮するという意味もありますが、自分に対しての意識付けにもつながります。一人暮らしの人でも、声に出して「始めるぞ」などと宣言することは、恥ずかしいかもしれませんが切り替えになるルーティーンです。

太陽光が難しければ、光を買ってみる

もう一つのスイッチ「オン」は、光です。理想的には、太陽の光です。残念ながら室内の光では、体内時計をリセットするには弱いことがわかっています。オフィスは明るいように思えますが、過去の研究によれば、オフィスの光に覚醒度や気分を高める効果まではないようです。天気がよければ、まず午前中に散歩やゴミ出し、コンビニで買い物など、**ちょっと外出するのがベスト**です。

しかし、曇りや雨など天気が悪い日が問題です。スマホからのブルーライトでもいいのではないかと思いがちですが、研究では、朝からいきなりスマホを見続けるのは、スマホ依存症状など光以外の不健康要素につながる影響のほうが強いという報告が多いようです。

将来的には、ブルーライトより波長の短いバイオレットライトの応用が期待されています。ブルーライトに比べて近視の進行を抑制する可能性もあり、バイオレッ

トライトを選択的に通すレンズは、すでにＪＩＮＳで商品化されています。バイオレットライトの商品には今後も要注目です。

また、ネット通販サイトで「光療法」というワードで検索すれば、コンパクトな光療法装置がたくさん販売されています。わたしが研究室で導入しているＬｕｃｅＧｌａｓｓ（ルーチェグラス）や、クリニックで睡眠覚醒リズム障害や季節性（冬季）うつ病の治療に用いているブライトライトＭＥ＋は、やや高価で医療用ですが、光による体内時計調整効果が大きい機器です。ほかにも安価なものがありますので、効果は医療用の機器ほどではないかもしれませんが、部屋の照明が暗いと悩んでいる人なら、試す価値はあると思います。

部屋を明るくすることもスイッチになる

特に北海道や東北・北陸・山陰など、冬の日照時間が短い、曇りや雪で朝も暗いという地方にお住まいなら、朝部屋を明るくすることはとても重要です。冬だけ活動性が低下する季節性（冬季）うつ病レベルではなくても、冬に気分の落ち込みややる気の低下に悩まされたり、体調が思わしくなくなる人は少なくありません。こういった地域に住んでいる人で寝つきが悪い、日中のパフォーマンスが低下していると感じている人は、とにかく朝は部屋を明るくすることをおすすめします。

ほかにも、音楽を聴く、コーヒーを飲むなど、その人に合った「オン」のスイッチがあると思います。**着替え、あいさつ、部屋の電気**の3点をスイッチにすることで、一日のオンとオフを切り替えていきましょう。

休むヒント

オンのスイッチを決めれば、日中の疲労が減るだけでなく、オフのスイッチも入れやすくなります。

「身体のお休み」「心のお休み」だけでなく、「自分のためのお休み」を

「身体」よりも「心＝脳」を休ませる時代へ

あなたはどんなときに、たまった疲れを感じやすいでしょうか。

わたしがいちばん疲れを感じるのは、火曜日です。朝から夜まで、授業や面談、会議が詰まっているからです。

不思議なのは、**身体をほとんど動かしていない日でも、夜はヘトヘトに疲れていることです。**少し前の話になりますが、すべての授業をオンラインで行っていた2020年のある日の歩数をスマホのヘルスアプリで確認すると、たった30歩と、自分でも呆れる数値でした。

「こんなに動いていないのに、どうして疲れるんだ！」

と思うのも、当然です。

疲れた身体を休める、あるいは病気やケガの治療と回復を目的とした「身体のお休み」だけでは不充分なことが、これだけでもわかります。そこで出てくるのはやはり、**脳の疲れや精神的ストレスによる疲れ**です。

仕事や家庭のこと、人間関係などといった精神的ストレスは、**「感情疲労」**とも呼ばれ、心の調子を崩してしまうくらいの大きな関心事です。**デジタル・オンラインワークが増加しがちなDX時代では、それに加えてさまざまな認知負荷によって、脳がかなり疲れる**ことがわかってきています。

日々の精神的ストレスからくる疲れを軽減し回復させる「心のお休み」が、現代人にはますます必要になってきています。DX時代では、「心のお休み」は、「脳のお休み」とほとんど同じ意味でもあります。

精神的な疲れは、人によってストレス耐性も異なるので、ケガと違ってわかりにくいものです。元気そうに笑顔を見せていた人があるときから朝起きられなくなった、急に悲しくなって涙が止まらなくなった、など、自分だけにしかわからない、あるいは自分でも自身の調子がわからなくなっているといったことが、ありうるわけです。

では、「心のお休み」って具体的にどうするの？　と訊きたくなるでしょうが、そこでもう一つの、第三の休み方が重要になってきます。第三の休み方が、「心のお休み」につながってきます。

「自分のためのお休み」がいちばん大切

「身体のお休み」「心のお休み」に続く第三の休み方は、「自分のためのお休み」です。心身に問題はなくても日々の仕事から離れ、**自分のための時間をつくることが目的の休み**です。

・**日ごろできないことをする**
・**平日には行けないところに行く**
・**何も予定を入れない**

身体を休めるために何かをする、心を休めるために何かをする、といった義務感で動くのではなく、あくせくせずに自分の好きなように過ごすための時間が、「自分のためのお休み」です。**過ごし方は、自由です。**

仕事や予定がないと、落ち着かないという人もいるでしょう。そういう人は、自分の好きな予定を入れてもいいわけです。**「自分のためのお休み」において大切なのは、「すべて自分でコントロールできる」こと**です。誰かに合わせるような気遣いは、この休み方にはNGになります。

しかし、一日まるまる「自分のためのお休み」を取ることは難しいという人が多いでしょう。ならばせめて数時間でも、他人から干渉されず文句も言われず、自分の自由に過ごせる時間をもちましょう。これが実は「心のためのお休み」にもなるわけです。

「身体のお休み」「心のお休み」「自分のためのお休み」の3つのお休み。DX時代だからこそ、「自分のためのお休み」は、むしろ取りやすくなっている可能性もあります。自分の日常生活とスケジュールを、見つめ直してみましょう。

週に2、3時間からでも構いません。まずは、**午後の予定を入れないことから始めてもよいのです。**

休むヒント

自分のための時間を楽しむ「お休み」が、
脳の疲れとストレスを洗い流してくれます。

自分の裁量でオフを決める ――休みにも「自己効力感」が大切

「与えられる」「決められた」休みが多い日本

「自己効力感」という概念があります。セルフ・エフィカシー（self-efficacy）とも呼ばれ、学習やキャリアだけでなく、健康や医療においても重視されているものです。スタンフォード大学の心理学教授を長く務め、アメリカ心理学会会長も歴任した、A・バンデューラ博士によってこの概念は提唱されました。

自己効力感とは、わかりやすく言えば「オレはやれる」「わたしならできる」と思うことです。「やればできるだろう」という感覚をもてるときには、人は積極的に行動しますが、「どうせうまくいかないだろう」「失敗するだろう」と思うと、行動は萎縮しがちでモチベーションも下がるものです。

わたしたちが前向きに働くためには、自分の行動に意味があったことを喜び、働いたことがよい結果につながったと感じられる「自己効力感」が大切ですが、実は、仕事だけでなく、「休み」のためにも大切な概念です。

かつては休日の少なかった日本も、現在では祝日が年間16日も設定され、世界平均の10日前後に比較して多い国になりました。土日祝日や年末年始、ゴールデンウィークなど、決まった休みがあるのは、ないよりはありがたいことです。しかし見方を変えれば、日本はお上が決めた「官製」「一斉」休日が多すぎるのです。

年末年始、ゴールデンウィークは、最近は分散傾向とはいえ、それでも一斉に人が出かけるので、大変な混雑になります。レジャーに出かけるにも、その期間だけは費用が格段に高くなります。ハッピーマンデーで月曜日に祝日が集中していますが、月曜日に重要な仕事のある人にとっては、かえって迷惑な制度でしょう。

公的に決まった休みよりも、空いている平日に休みたい、イベントや行事のときに休みたい、子どもの病気など、家族に何かあったときにフレキシブルに休みたいなど、休みのニーズも個別化されてきています。これからは、**「自分の裁量で休める」ことが重要視されていく**ことになると思います。

「有給休暇が取りやすくなったから、もう解決されているんじゃないか」

とおっしゃる人もいるかもしれません。たしかに、２０１９年より労働基準法が一部改正され、最低年5日は使用者が時期を決めて、有休を取ることが義務付けられました。

有休を「取らされる」のではなく、自分で決めて休んでいますか？

しかし、みなさん、有休を自分の好きな時期に充分に取ってエンジョイしたという記憶はあるでしょうか？　有給休暇の取得率は、２０２１年の厚生労働省の調査でも58・３％にすぎず、また取得率の高い業種と低い業種では約40％もの差があります。

最近では、有休を消化していないと労働基準監督署から目をつけられるので、無理やり取らせる会社もあるようです。ありがたいようですが、メンタル面を考えると、他人の指示で休むのは、あまりよくないことなのです。「自己効力感」を損なってしまうからです。

「休み」は自分の判断で積極的に決めるのがベスト

休みに関しても、国や会社に決めてもらうのではなく、**「自分で決めて、選ぶ」ことが、自己効力感を高めます。**デンマークの予防・健康研究センターの研究グループは、7931人の休みの日の過ごし方と自己効力感など心理特徴との関連を調査しました。自己効力感の低い人は、休みの余暇時間に座っている時間が長くなる傾向があったそうです。

この北欧の研究では、内向性などの心理特徴が自己効力感の低さと関連するとしていますが、日本では「自由に有休を使えない」「休むと他人に迷惑がかかる」など、日本人特有の心理がからんでくるのではないかと推察されます。

結論として、土日や祝日、ゴールデンウィークや年末年始はもちろんゆっくり休むとして、それ以外でもぜひ自分の裁量で決めるオフを設けましょう。**他人に決められた休みでは、人生の満足感、幸福感はどうしても低くなってしまうのです。**

具体的には、長期休みの予定は半年〜一年前に立ててしまう、あるいは仕事の予定が決まる前に、有休の日を設定してしまう、などが効果的です。

すぐにはうまくいかないかもしれません。しかし、時代は変わってきています。休みを受動的に「与えられる」のではなく、ぜひ自分から積極的に「取る」ようにしてください。また管理職の人は、休みを柔軟に与えられるような仕事の割り振りなどの管理を、これからはより強く念頭に置く必要があるでしょう。

休むヒント

他人に決めてもらった休みではなく、「自分が決めた休み」を楽しみましょう。

リモートワークだからこそ「有給休暇」を取る

有休を取りづらくする４つの心理

「なかなか休めない」「有休が取りづらい」という悩みは、働き方が多様化してもすぐには乗り越えづらい壁かもしれません。大っぴらにはしていなくても、たとえば、

「リモートワークをしているのなら、有休を取って仕事をしているようなもの」という考え方の人も、まだかなりいるのではないでしょうか。

勤務形態によって、有休を堂々と申請しづらい雰囲気があるのは、否めないと思います。出勤する日よりもリモートワークの日のほうが多ければ、シフトとの兼ね合いなどから、年休取得は難しくなるかもしれません。

しかし、わたしは、**こんな時代だからこそ、「有休」が重要**だと考えています。

何度も書いていますが、フレックスやリモート勤務によって、時間の使い方が個人に委ねられているケースほど、真面目な人は仕事を続けてしまいがちです。「有休」を取得するのは自分次第ではありますが、いったん取ってしまえば、**仕事とプライベートをきっちり分けてくれる公式な「区切り」になります。**

そこで、有給休暇について考えるために、有休が取りづらいと感じる理由を考えてみます。

少し古いのですが、2011年にまとめられた、「年次有給休暇の取得に関する調査」（独立行政法人 労働政策研究・研修機構）を眺めてみると、年休を取りづらい理由として、大きく4つの理由が挙げられています。

「人事評価に影響する」
「業務量が多い・代わりがいない」
「何かの用事のためにとっておく」
「休んでもすることがない」

かつては、大学の出席点ではないですが、きちんと通勤する根性だけでも評価されるという空気が確かにありました。また、考え方の古い組織では、「疲れたからといって休んだり、途中で投げ出すようなヤツはダメだ」「苦しいとしても、その苦しみを乗り越えてこそ社会人として成長できる」のような根性論が根強いところもあるでしょう。

自分が休むことで、他人に迷惑をかけてはいけないと考える人も少なくありません。うつ病で休職を嫌がる人は、たいていはこのようなことを言います。

評価も業務量も休まない理由にはならない

このようなメンタリティは、働き方の多様化が進むなか、どのように変化していくのでしょうか。たとえば「人事評価に影響する」という項目は、リモートワーカーにとってはハードルが下がって感じられるのではないでしょうか。

また、かつては出勤してオフィスにいるだけで仕事をしていない、ダラダラ残って残業代を稼いでいる、などと言われていた人々がいたのも事実です。フレックスやリモート、裁量労働制などが増えている今、よりその矛盾が明らかになりつつあります。

「業務量が多い・代わりがいない」というのは、自分自身より、組織の問題です。従業員は体調が悪ければ、快復に努める義務があり、たとえ出勤を伴わないリモート主体の勤務形態だったとしても、会社には、従業員の健康を維持し、安全に働く場を提供する義務があるのです。

前にもお話ししたように、**リモートワークだとしても過重労働が生じうる、むしろ業種によってはより生じやすい**ことにも注意が必要です。

「何かの用事のためにとっておく」は、コロナ禍以降は理解が深まってきたかもしれません。少し前、「休めないあなたに」という風邪薬のキャッチフレーズがありましたが、今では**体調不良ならむしろ休んだほうがいい**という世論です。

自分や家族の病気、あるいは冠婚葬祭など、とっておかなくても柔軟に休める仕組みは、出勤が前提のエッセンシャルな仕事では簡単ではないですが、それ以外の職種のかたにとっては、かつての勤務形態よりも調整をつけやすいのではないでしょうか。

上司に嫌味を言われるので、有休を取らずに我慢している人もいるでしょう。嫌味を言われやすいのは、その上司が有休取得を重要視していないか、もしくは自分勝手な有休の取り方をしているかの、どちらかでしょう。嫌味を言われないためにも、日常的に仕事の質を上げておくことは結構大事です。

これに関連して「この仕事は自分にしかできない」という自負から、有休を取らない人もいます。しかし、このような自負は、他人から認められたい、格好悪い姿を見せたくないという、承認欲求から来ている場合が多いものです。また、本当は休みたいのに、理屈をつけて自分を納得させるという、精神分析でいう「合理化」という心理防衛プロセスが働いていることも考えられます。これらの思い込みや決めつけは、いずれも幸福度、満足度を高めるものではありません。

「何もしない時間」が心を守る

繰り返しになりますが、**働き方が多様化した時代だからこそ、「有休」による区切りが大切**です。例として適切かどうかはわかりませんが、状態の良くないうつ病の人に休職をすすめると、「他人に迷惑がかかる」「自分にしかできない」と、難色を示す場合がよくあります。しかし休養の重要性を示して、いざ医師の診断書をもとにきちんと手続きをして休むと気持ちがラクになることは、しばしば見られるケースです。なぜかというと、自分では休めないが、医師の診断書や会社の制度で「休み」が公式に指示され、かつ保証されたことが心理的には大きいのです。

有休も取得するまでは気遣いが多いですが、いったん取得してしまえば、会社のお墨付きを得た休みになります。「ほかの人は大変だろうな」「あの件は、自分にしかわからないかも」と思っても、ズル休みをしているわけではありません。逆に、リモートワークで、**注意散漫でダラダラ仕事を続けているくらいならば、有休を取ってデスクから離れたほうがいい**でしょう。

最後に残った「休んでもすることがない」への解決法は、この本のほかの箇所にヒントがあると思います。たとえば、43ページの「『身体のお休み』『心のお休み』だけでなく、『自分のためのお休み』を」を参照してみてください。「することがない」、つまり何にも縛られない時間は、「自分のための休み」という、オフィスワーカーにとっての貴重な充電時間でもあるのです。

休むヒント

「今やらなきゃ」「自分しかできない」と思い込んでいる人こそ、有給休暇を取りましょう。

REFRESH TIME
リフレッシュタイム

マルチタスクによる「脳の疲れ」が集中力を低下させる

スマホの登場以来、わたしたちのマルチタスクはひどくなる一方です。マルチタスクの弊害はさんざん言われてきていますが、重度のマルチタスカーは、無関係な刺激からの干渉を受けやすく、ミスが多いうえに作業の能率が悪いことがわかっています。

注意が分断されると、脳にあるワーキングメモリという、一時的に物事を記憶し、作業の段取りを考える能力が低下します。イギリス、サセックス大学の研究では、動画を見ながらオンライン会議に参加したり、インターネットを検索するなど、パソコンやタブレット、スマホといった複数のデバイスを頻繁に操作していると、神経細胞が多く詰まっている脳の灰《かい》白質《はくしつ》という部分の密度が低くなってしまうことがわかりました。

仕事中、頻繁にメールやSNSに対応していると、それまでやっていたことが途切れてしまい、はじめから考えて取り組まざるを得なくなったり、そこまではいかなくても集中力が低下してエネルギーのムダが多くなってしまいます。効率よく仕事をするためにあれもこれも同時進行でこなそうとすればするほど、わたしたちは疲れてしまうのです。

さらに、マルチタスクは脳の疲れを誘発するだけでなく、どの仕事も満足に終わらないなど、仕事の精度にも悪影響を及ぼすかもしれません。

この疲れへの対策は、言うまでもなく、一度にいくつものことをこなそうとしないことです。脳を休ませることが、結局はパフォーマンスを上げることにつながるのです。

2章

疲れがたまりすぎる前に先回りして休む

睡眠の質を高める、「目・首・腰がつらい」をケアする技術

食事と運動のタイミングを最適化して睡眠の質を高める

日常の習慣は時間帯も大切

働き方改革の浸透、フレックスタイム制やリモートワークの普及によって、睡眠時間は長くなっていますが、特にリモートワークでは**睡眠の質や一日のリズムが乱れやすくなっている**ことがわかってきています。睡眠の質の悪化や睡眠覚醒リズムの乱れは、パフォーマンスの低下につながるだけでなく、ときにメンタルヘルスの不調にもつながりますから、決して看過してはいけません。

では、睡眠の質を高めてリズムを整え、心と身体を充分に休めるためにはどうすればよいのでしょうか。

実は、よい眠りのために、日中にやっておくべき習慣があります。習慣ですので、一日や1週間で結果が出るわけではありません。しかし、月単位で続けていけば、必ず効果があります。
大切なポイントは7つです。

①決まった時刻に寝て起きる
②昼寝は30分以内
③同じ時間帯で運動する
④同じ時間帯で食事する
⑤屋外で日光を浴びる
⑥夜のスマホ・PCはしない
⑦日中のリアルなコミュニケーション

①の決まった時刻に寝て起きることの大切さは、一日のリズムをつくるうえで、リモートでもそうでなくても大切です。次の項でもコツに触れていますのでご参照ください。
②の昼寝についてはのちほどお話ししますが、30分以内がよい理由は、長すぎる

昼寝は起きた後にボーッとして覚醒度が低下し、かつ夜の寝つきが悪くなってしまうからです。ただ、シフトワークで睡眠時間が短い人、持久系アスリートで朝練習をしている人については、長時間の仮眠が有用であるという研究結果が最近発表されています。

③の運動も、タイミングが重要です。毎日通勤しているならば、朝と夕方の通勤が体を動かす時間帯になり、一定のリズムでの身体活動になります。フィットネスジムを使っている人も、通う曜日や時間帯は決まっていることが多いでしょう。

朝でも夜中でも、好きな時間に運動できるのは健康によさそうに思えますし、実際、まったく運動をしないよりはマシなのですが、時間帯には注意が必要です。

たとえば寝る直前に激しい運動を行うと、疲れて眠りにつきやすいように思えます。しかし、睡眠中の自律神経にとっては、いいことはありません。血圧や脈拍を上昇させる、心身のアクセル役ともいえる交感神経の活動が、寝る直前のハードな運動によって活発になり、睡眠に影響を与えてしまうからです。逆にブレーキ・リラックス役の副交感神経は、交感神経に押されて不活発になります。これでは、睡眠中の疲労回復が充分にできません。

メリハリをつける意味で、週末のオフぐらいは午前中か午後早めの運動も悪くないでしょう。ただ**平日は、なるべく決まった早めの時間帯で運動する**ほうが、心身のリズムが整います。

夜食は寝る3時間前までに

④の食事のタイミングも、体内リズムを整えるうえでは重要です。体内時計を司る遺伝子は、身体のすべての細胞一つ一つに備わっています。食物を消化する胃や腸の細胞にも、体内時計遺伝子は備わっていて、この細胞を刺激するのはなんといっても食事です。特に**朝食は、消化管の体内時計のスイッチをオンにする働きがあります**。ちなみに、細胞一つ一つの体内時計のマスタークロック、たとえればグリニッジ標準時のようなものが、眉間の奥にある脳の視交叉上核《しこうさじょうかく》という部位です。

しかし、体内時計といった科学的なことを論じる以前に、寝る直前に食事をして、翌朝胃がもたれた経験は誰でもあると思います。寝る直前に食事をとることは、胃や腸に「これから活動するんだ」という間違ったシグナルを送ってしまい、身体を刺激してしまいます。食後のカロリー消費は起きているときに比べて低いので、太りやすくなるのもデメリットです。

さらに、食べた後すぐに横になれば、胃酸が口のほうに逆流する可能性が高まり、逆流性食道炎になりやすくなるのも事実です。食べた後は胃酸が活発に出るところに、腸の蠕動《ぜんどう》だけでなく上から下に食べ物が下がっていく重力の作用も大きいので、食後はなるべく横にならず、起きていたほうがいいのです。

となると、**夜食の時間が遅い人は、どうしても就寝時刻も遅くなってしまいます。**睡眠を大切にしたいなら、せめて**就寝する3時間前までにとる**よう、食事のスケジュールを調整する必要があります。帰宅してからでは遅くなるのであれば、会社や外食で済ませることも考えるべきです。

「消化のいいものならば」と思う人もいるでしょうが、どんなものでも食べれば胃液は分泌されます。将来、胸焼けやゲップで苦しめられる逆流性食道炎になりたくなければ、夕食や夜食の時間帯が遅くならないよう気を配りましょう。

食事や運動の大切さを理解している人が増えているのは間違いありません。食事や運動の量や中身については、個人差も大きいですが、情報は多く関心も高まっています。しかし、タイミングについては、あまり重視されていません。

食事や運動のタイミングを整えることは、睡眠のリズムを整え、ひいては身体と心を充分に休めることにもつながるのです。

⑤については41ページの光に関するルーティーンのお話で、⑥については80ページからの「スマホをベッドに持ち込むと脳が休まらない？」などの項目で、⑦については129ページからの「人とのリアルなコミュニケーションが不安を鎮める」でも触れていますので、ご参考になさってください。

休むヒント

食事と運動のタイミングを最適化すれば、睡眠のリズムも整い、ぐっすり眠れます。

生活リズムを整えて効果的に休むには、「決まった時刻に起きて寝る」が最強

プロ野球選手も悩んでいる睡眠リズム

わたしは小さい頃からの中日ドラゴンズのファンです。2021年の開幕投手を務めたドラゴンズの福谷浩司《ふくたにこうじ》投手は、慶應義塾大学理工学部出身で、学部の優秀者に与えられる藤原賞を受賞した優秀な学生だったそうで、Twitterを見てもかなりの読書家、研究家です。

福谷投手は、わたしのハーバード大学時代の恩師であるマシュー・P・ウォーカー先生の世界的ベストセラー『睡眠こそ最強の解決策である』（SBクリエイティブ）も読んでいるそうです。福谷投手のポテンシャルの高さの源には、睡眠を重視する姿勢があるのではないかと、わたしは考えています。

・「寝たほうがいい」をこえて「寝なきゃマズい」と考えさせられました。
・昼寝も取り入れている。寝すぎても良くないので昼寝は10分から30分以内にしている。
・寝る前にスマホを見ない。

これが福谷投手の睡眠についての意識改革と実践だそうです。(@FKJ17より)

しかしわたしが福谷投手の語ったなかでもっとも注目したのは、「今年からナイトゲームであっても、朝球場に行くということを始めた」という実践でした。**毎朝同じ時刻に起きることを徹底し、ナイトゲームであっても午前9時には球場に入り、体のケアなどの準備を心がけている**そうです（NHKニュース：2020・10・30）。プロ野球選手は、デイゲームやナイトゲームの違いによって、コンディションを整えなければなりません。元読売巨人軍の桑田真澄さんと対談する機会があったのですが、現役時代の桑田投手は特に、先発した試合が終わった夜は、興奮してほとんど眠れなかったとおっしゃっていました。プロフェッショナルのコンディションづくりの難しさがわかります。

シンプルだが難しい、最高の睡眠習慣

決まった時刻に起き決まった時刻に寝る。シンプルですが、これが充分な休養を取ってパフォーマンスを上げるいちばんよい方法です。もちろん、休みの日は少しぐらい朝ゆっくりしてもいいでしょう。コロナ禍前には、休みの日の寝坊は、せめて3時間以内には抑えるべきとわたしは考えていました。ちなみに3時間の根拠は、海外旅行で時差が3時間を超える頃から時差ボケがはっきりしてくるからです。

しかし、フレックスタイム制やリモートワークなど、働き方がますます多様化している今、寝坊の許容時間の考え方も変えざるを得ません。国際的な睡眠調査でも、リモートワーカーの平日の睡眠時間は以前に比べて長くなっています。慢性的な睡眠不足、いわゆる「睡眠負債」が減れば、睡眠不足を補う休みの日の寝坊の必要性は少なくなるでしょう。

フレックスやリモート勤務で毎日同じ時刻に起きる必要がなかったとしても、できれば**いつも同じ時刻に起床し、寝坊しても1時間程度にしたほうがいい**のでは、とわたしは考えています。ただ、あくまで平日の睡眠不足はないという前提ですが。

リモートワークでは、若い人は夜型に、高齢者では朝型に、どんどんシフトしがちです。しかし、朝型になり過ぎれば、夜中に起きてしまう。夜型になり過ぎれば、朝起きるのがつらくなる。どちらも、自覚的な睡眠の質は悪くなり、疲れが取れないだけでなく、日中の調子やパフォーマンスも落ちてしまうでしょう。

フレックスやリモート勤務でなくても同じことが言えます。厳密でなくてもいいので、「(ある程度)決まった時刻に起きて、(ある程度)決まった時刻に寝る」ことは、健康な生活を送るための基本原則です。このシンプルながら簡単ではない原則を守りやすくするためには、日中のスケジュール調整とストレス管理が大切になってきますが、まずは、**就寝時刻と起床時刻を一定にして**、自分のリズムをつくり整えるための土台にしましょう。

休むヒント

休日の寝坊は1時間ほどに抑えましょう。
就寝と起床のリズムが一定になると、睡眠の質が上がります。

「仮眠」で脳を休めると一日のパフォーマンスがぐんと上がる

30分以内の短時間仮眠を12〜15時のあいだに

仮眠は、疲労回復効果や午後の集中力を上げるなど、パフォーマンスを高めることがわかっています。ただし、やり方次第ではかえって効率が下がることもあります。

効率がマイナスになるおそれがあるのは、まず、長すぎる仮眠です。**15〜30分以内の短時間仮眠が、一般の人には適しています。**仮眠で長い時間寝てしまうと、深いノンレム睡眠に入ってしまいます。深い睡眠から目覚めた後は、覚醒度が上がりにくく、頭がボーッとする、身体が重いといった、パフォーマンスの低下を招いてしまいます。

仮眠のタイミングも重要です。

オフィスで午後の集中力を取り戻すために取る仮眠なら、ランチの後、静かな会議室などでアイマスクをしてひと眠りなどでもよいでしょう。リモートワークでは、特に一人暮らしであれば、いつでも寝ることが可能です。

しかし、たとえば朝起きて二度寝をしてしまう、あるいは夕方に寝てしまうなど、**誤ったタイミングでの仮眠は、夜の寝つきを悪くしてしまいます。**昼寝は、朝の起床時間によって多少異なりますが、12〜15時の間に取るのが理想的です。

午後にどうしても眠くなってしまう、午前中に比べて能率が上がらないのでスッキリしたいという人は、誤ったタイミングで寝すぎないための工夫をしながら仮眠を取ることをおすすめします。

仮眠のあとスッキリ目覚める眠り方

仮眠を取るための準備を、３つ挙げておきます。

①カフェインを摂取してから仮眠を取る

②目覚める仕掛けをしておく

③ソファやベッドで寝ない

①は「カフェインナップ」とも呼ばれ、コーヒー製造会社が積極的に宣伝しています。カフェインをとると眠れないのでは、という先入観があるので興味を惹きますが、メカニズムは理にかなっています。カフェインは吸収されるのに15分～30分程度かかるので、仮眠を取る直前に摂取すると、寝すぎも防げますし、仮眠から目覚めた後にカフェインの覚醒効果が表れ、午後のパフォーマンス向上にもよいと考えられます。柔道選手を対象に、仮眠前にカフェインとプラセボ（偽カフェイン）を飲んでもらって、パフォーマンスを調べた研究があります。仮眠を取ったほうが短距離ダッシュ走のパフォーマンスが上がり、かつ本物のカフェインを昼寝前にとったほうが、プラセボ＋仮眠に比べて繰り返しの練習には有用であるという結果でした。**カフェインナップには、スッキリ起きることができる以上の効果があるのかもしれません。**

個人的には、カフェインをとると交感神経系が活性化するので、リラックス役の副交感神経を介した全身の疲労回復効果は低いのではないか、という疑問をわたしはもっています。また、すぐ寝つくのに失敗すると、カフェインが効いてきてしまい眠りづらくなります。

しかし、ほんの数分間の、本人も寝たのかどうかわからないくらいのうたた寝でも、**仮眠によって、午後の眠気が少し解消されれば効果は充分**です。もっともわたし自身は午前中からコーヒーを飲む習慣があり、カフェインの効果はお昼頃にも残っていますから、弱いながらも自然なカフェインナップになっていますが。

②の目覚める仕掛けをしておくのは大切です。**オフィスでの仮眠なら、スマホのアラームが必須**です。目覚ましのアラームでは味気ないので、仮眠のときぐらいは好きな音楽にしてみてはいかがでしょうか。自宅作業が多く、昼間家族といる人なら、何時頃に起こしてほしいと頼むのもいいでしょう。

最後の③が重要で、特にリモートワーク中は、長いソファで完全に横になって寝るのはNG行動です。暗くした寝室で寝る、あるいは暗くしなくてもベッドで寝るのは論外です。そんなことをしては容易に深い睡眠に入ってしまい、誰も起こさなければ夕方か夜に目覚めることになるかもしれません。数時間も仮眠しては、生活リズムは確実に乱れてしまいます。

ベッドではなく、ゆったりしたソファで仮眠を取る

自宅で仮眠を取るときの環境としては、**ゆったり座れるソファがおすすめです。**リラックスもできますし、ベッドよりも寝すぎる危険が少ないので、ベターだと思います。オフィスでなら、一人になれる会議室などがあれば、椅子に座って壁などに身体を預けて目をつむり、深く長い呼吸をしてから眠りに入りましょう。授業中の居眠りのように、机の上に突っ伏して寝るのは、深い睡眠に入らない点では仮眠にぴったりですが、頭や顔、背中や腰も苦しいですし、顔に手や腕の跡がついてしまいます。それでもうつ伏せ寝が自分に合っていると思えば、短時間ですので気にし過ぎるほどでもないでしょう。

わたしの研究室では、姿勢に応じて変形するビーンバッグチェアが仮眠に適しているのではないかという観点から、比較実験を行いました。ビーンバッグチェアとは、「人をダメにするソファ」で人気のある商品、「Ｙｏｇｉｂｏ®」（ヨギボー）です。

ビーンバッグチェアは、通常のウレタン製チェアと比べて、首の筋肉の緊張度が

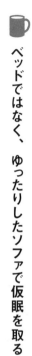

少なく、自律神経解析で得られたストレス指標（LF／HF）が低いという結果でした。これは、リラックスして仮眠できることを示しています。軽睡眠や深睡眠の脳波の割合は変わりませんでしたので、リラックスし過ぎて深い睡眠に入ってしまうということもない、という結果でした。

とはいえ、自宅で仮眠を取る場合は、カフェインやアラームなどの起きる仕掛けをしておかないと、夕方まで寝てしまい、本当に「ダメな人」になってしまいます。仮眠では、午後の早いタイミングで寝すぎないという基本を守って、できるだけリラックスした環境で「シエスタ」を楽しみましょう。

休むヒント

疲れが取れる仮眠のコツは3つ。

①カフェインを摂取してから

②目覚めのための仕掛けをしておく

③ソファやベッドでは寝ない

スマホをベッドに持ち込むと脳が休まらない？

光の効果で睡眠の質を高めるには

「睡眠の質を上げる」ことを謳ったサプリや飲み物が人気ですが、就寝と起床のリズムを整えたり、サプリなどの力を借りるだけでなく、40ページや65ページなどでも触れたように、光の使い方を見直すことで、体内時計が整い、よい睡眠で身体と脳をゆっくり休めることができます。

朝の光は、体内リズムを朝型に前倒ししてくれるだけでなく、夜にメラトニンの分泌を高めます。メラトニンは、眠りのホルモンとも呼ばれる物質で、通常、夜中が分泌のピークになります。午前中に強い光を浴びておくと、約12〜15時間後の夜中にかけて、メラトニンが活発に分泌されます。**朝の光は、夜の睡眠スイッチをオンにする役割も果たしているの**です。

とはいえ、光はいつ浴びてもいいわけではなく、夕方以降、特に夜に明るい光を浴びるのは、睡眠にとってマイナスです。**夕方以降に明るい光を浴びると、メラトニンの分泌が低くなってしまいます。**不思議なことに夜の光には、朝の光とは真逆の効果があるのです。

寝る前のスマホは諸悪の根源？

夜の光といえば、現代人にとっては、スマホやパソコンからのブルーライトの問題があります。スマホが睡眠に与える影響も次々と明らかになってきています。2020年にアメリカの科学誌『Sleep』に発表された韓国の研究グループの論文では、夜のスマホ使用が、次のような項目と相関があったとしています。

・うつ病の発症率が上昇
・強い不安を経験
・対人関係での問題発生率の増加
・人生の満足度の低下

・罪悪感と自己批判の増加

この結果からは、夜にスマホを使用すると、ロクなことがないのがわかります。

では、**夜のスマホをやめると、睡眠の質はよくなるのでしょうか**。中国の研究ですが、4週間スマホを制限するグループ(19名)と制限しないグループ(19名)で睡眠の比較を行ったところ、制限しないグループと比べて、スマホ制限グループは睡眠時間が長くなり、寝つくまでの時間が短くなったという結果でした。

しかしわたしは、たとえば寝るときにスマホを別の部屋に置く、あるいは電源をオフにすると、不安になってかえって眠れなくなる人が一定数出てくるのではないかと疑っています。アラームにスマホを使っている人なら「起きられなかったらどうしよう」「緊急の電話が来たらどうしよう」と、不安になる人もいるでしょう。そもそも枕元にスマホがないだけで落ち着かないというスマホ依存傾向、「スマホが安定剤」という人は、少なくないはずです。

スマホの使用が睡眠にあまり影響を及ぼさないのではないか、という説もあります。たとえば、現代の20～30代前半の若者は、おそらく寝る前もスマホを見ているはずです。ところがビデオリサーチと電通による調査で、若い世代の睡眠時間がこの10年間に1割程度増え、約8時間になったことがわかりました。夜出歩くことが少なくなり、就寝時間が早まったこともありますが、横になってスマホを見ながら眠ってしまう「寝落ち」の可能性が考察されています。

スマホのナイトモードは役に立たない？

スマートフォンには、夜間モードという機能があります。夜になると自動的に暗めの暖色系の色調に切り替わります。睡眠や体内リズムに悪いと言われる、ＬＥＤから発せられるブルーライトを弱める目的です。わたしも夜間モードはオンにしていて、そこそこ効果はあるのかなと思っていました。しかし最近の研究では、睡眠にプラスとなる効果は低いようです。

２０２１年に発表されたアメリカ、ブリガムヤング大学の論文によれば、夜間モードをオンにしたユーザーと、夜間モードをまったく使わなかったユーザーの間に、睡眠の違いはなかったことがわかりました。

この研究では、ｉＰｈｏｎｅを用いています。18歳から24歳の成人を対象に、Ｎ

ight ShiftをオンにしたユーザーNight Shiftをオフにしたユーザー、寝る前にスマートフォンをまったく使わないユーザーの3つのグループに分けました。参加者には、ベッドで8時間以上過ごしてもらい、ウェアラブル機器を装着して睡眠習慣を記録したところ、この3つのグループの間で、睡眠の質や睡眠時間に違いは見られませんでした。

次に参加者を平均睡眠時間が7時間の人、6時間未満の人の2グループに分けました。その結果、スマホを使用しない7時間睡眠グループの参加者は、スマホ使用者に比べて質の高い睡眠を得ていました。また、6時間未満睡眠のグループでは、睡眠の違いは見られなかったとのことです。

この結果から、**夜間モードを使っても差がないこと、スマホはやはりオフにしたほうが睡眠の質が上がることが実証されました。**

夜スマホの問題点はブルーライトよりコンテンツ

寝る前のスマホ使用は、夜間モードをオンにしようが、やはり脳や睡眠にはよくないようです。自分ではスマホの影響はないと感じていても、脳波を測れば深い睡眠が減るなど、睡眠の質が悪くなっている可能性は否定できません。

夜スマホの弊害は、ブルーライトの影響もないわけではないですが、むしろその人の精神状態や、選ぶコンテンツなど、認知的・心理的な刺激によるところが大きいのではないでしょうか。

強いストレスを受けている、あるいは不安やイライラが強いという人は、どうしても**自分に関連したネガティブな内容のネット情報をたぐりがち**です。ブルーライトのような機械的な要因よりも、自身のメンタル状態やコンテンツ内容という感情的な要因が、脳を覚醒させ、眠りを妨げている側面もあるでしょう。

あっという間に「寝落ち」している人は、多少睡眠は浅くなっているかもしれませんが、メンタル的には大丈夫だろうという推察ができます。

しかし睡眠の質を高め、脳を休ませるという点でいえば、やはり寝る前はスマホをオフにする、ほかの部屋で充電しておくといった、「わかっちゃいるけどなかなかできない習慣」が望ましいという結論になります。

休むヒント

夜のスマホはやめたくない、でも睡眠の質を下げたくないなら、せめてベッドではネガティブなコンテンツには触れずに眠りましょう。

「眠れなくて苦しい」と感じたら「漸進的筋弛緩法」でリラックスする

社会不安も不眠を招く

コロナ禍のなか、日本人の睡眠時間も多様化しました。リモートワークによって通勤通学時間がなくなり、睡眠時間が増えたという人もいます。一方で、**なかなか寝つけず、睡眠時間が減った、あるいは睡眠の質がひどく悪くなった**という人がいることも、臨床や調査で浮き彫りとなっています。こういった人たちは、「不眠症」というより、「不安症」の要素がより強いのではないかという印象をわたし自身はもっています。

考えてみれば、いろいろな変化が押し寄せる時代にさまざまなことを不安に感じずにいられないのはもっともな話です。「会社や店の業績が悪化した」「物価は上がっているのに給料は上がらない」「大規模なリストラがあるかもしれない」など、今だけでなく、これからの経済的な不安や社会変化に伴う不安もあるでしょう。

このような不安が、入眠困難や睡眠の質の低下に影響しているとしても何の不思議もありません。

「一睡もできなかった」と苦しむ「睡眠状態誤認」

これを裏付けるように、ここ数年の不眠症のトピックは、**「睡眠状態誤認」**というものです。

わたしが臨床で経験した「睡眠状態誤認」で記憶に残っているのは、ある50代の女性の入院患者です。入院してからずっと不眠を訴えていたのですが、看護日誌を見ても、毎晩「良眠」と記録されています。わたしが当直のときに確認してみましたが、夜中もいびきをかいて熟睡状態でした。しかし、次の日、本人に訊くと、「一睡もできなかった」と言うのです。「少し眠れた」などのポジ要素はなく、「一睡も」です。

詳しい原因はわかっていないのですが、こうした「睡眠状態誤認」の要因だと現代の睡眠医学で考えられているのは、夜になると脳が過剰に敏感になる**「過覚醒（hyperarousal）」**です。おそらくベッドに入ってから覚醒しているわずかな時間の恐怖・不安感が、増幅されて脳にインプットされ、「過覚醒」になる。そして過覚醒の脳が、ますます不安に過敏になるという悪循環が起こっているのです。

そのため、たとえば、実際は3分間ぐらいしか目覚めていなくても、6時間ぐらい眠れなかったという苦しい記憶に変換されてしまうのかもしれません。

この「過覚醒」については、脳科学的にも遺伝子的にも、まだまだわかっていないことがたくさんあります。一説には、HPA軸という、ストレスに反応するホルモンの仕組みが不適切に活性化している可能性が指摘されています。

「過覚醒」の脳をすぐにクールダウンする方法は、なかなかありません。この本の後半でもご紹介しているような日中の不安を和らげる習慣を地道に行っていくことが、いちばんの対処法でしょう。

夜のリラクセーション、「漸進的筋弛緩法」で脳をなだめる

睡眠は、年齢やその人の置かれた状況によって個人差が大きいものです。たとえ

ば既に長くは眠れなくなっている高齢者が、「8時間寝なければ病気になる」という思い込みをもてば、より不安を強くしてしまうでしょう。

しかし実際には、高齢者の睡眠時間にも大きな個人差があり、何時間睡眠がよいと一概には言いがたくなってきています。

また、睡眠だけが健康を左右するわけではありません。総じて、日中に元気かつ活発に活動できていれば、大きな問題はないことがわかってきています。睡眠に関しては、「短眠でも元気に過ごせる」といった科学的に有害性が実証されている極端な考え方はいけませんが、自分に適した習慣を選択する柔軟性も大切です。

過覚醒対策で夜にできることとしては、リラクセーションがあるでしょう。ヨガやストレッチなどがリラクセーションにあたりますが、**不眠によく用いられるのが「漸進的《ぜんしんてき》筋《きん》弛緩《しかん》法《ほう》」です。**

これはエドモンド・ジェイコブソン博士が1920年代に考案した方法で、やり方を92ページの図に示しますが、基本的には、**身体の筋肉を8割程度の力で5秒間ほど緊張させ、次にそれを一気に脱力させて10秒ほど弛緩させることを繰り返します。**

このプロセスによって、**筋肉が弛緩するだけでなく、脳神経系の緊張もほぐれてくるというリラクセーション法**です。

毎日行うことが大切ですが、不安が強い人は、即効性がないことで逆に不安になってしまうようです。効果がすぐには表れないことを理解したうえで続けましょう。

もちろん、ヨガでもストレッチでも構いません。繰り返しになりますが、重要なのは、すぐに効かなくても不安に思わず、続けることです。少なくとも2、3ヶ月は行うつもりでやってみることをおすすめします。

休むヒント

「漸進的筋弛緩法」は、眠れていないという不安が続いたら試してほしいリラクセーション法です。

漸進的筋弛緩法

◎基本姿勢と動作

イスに腰かけ、各部位に5秒ほど力を入れて緊張させ、その後ストンと力を抜いて脱力し、その感覚をじっくり味わう

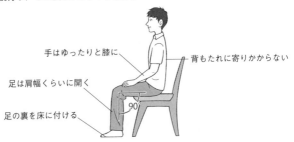

手はゆったりと膝に
背もたれに寄りかからない
足は肩幅くらいに開く
90°
足の裏を床に付ける

①手　両手の手のひらを上に向け、親指を入れてぎゅっと握る→ゆっくり手を広げて降ろし、感覚を味わう

②腕　手を握りながら腕を曲げていき、こぶしを肩に近づけて力を入れる→ストンと力を抜いて手を膝へ。脱力感を味わう

③背中　②のように両腕を曲げて外（横）へ広げ、肩甲骨をギューッと寄せて力を入れる→力を抜く（右図）

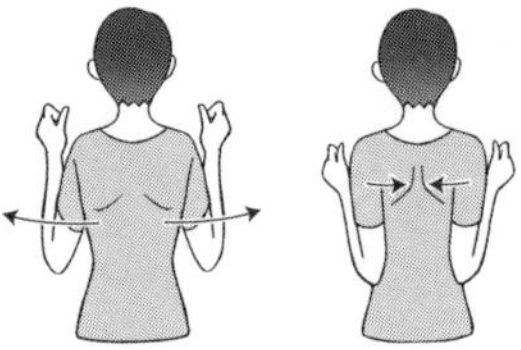
肩甲骨をギュッと寄せる

④肩　両肩を上げて耳まで近づけ、首をすぼめるように力を入れる→ストンと力を抜く

⑤首　あごを胸につけるように下げ、うなじを伸ばす→ゆっくりと上げていき、頭を後ろにそらす→前を向き、力を抜く。次に右側へいっぱいに捻り、力を抜く。左も同様に

⑥顔　目、口を閉じ、顔をギューッとすぼめる→ゆっくり力を抜き、口がぽかんと開くまで緩める

⑦腹部　お腹をへこませ、手を当ててその手を押し返すように腹筋に力を入れる→力を抜く

⑧足　イスに深く座って両足をつま先が水平になるように前に伸ばし力を入れる→力を抜く

⑨太もも　つま先を上に曲げて両足を伸ばし、太ももに力を入れる→力を抜く

⑩全身　①〜⑨の順に力を入れ、ゆったりと力を抜く

デジタルワークによる目の疲れには「20・20・5」の法則が有効

ドライアイ、眼精疲労のリスクは避けられない

もともとかなり長くなっていたパソコンやスマホを見る時間が、コロナ禍による対面打ち合わせの減少やオンラインワークの増加によって、ますます増えたという人も多いでしょう。パソコンが導入された昭和の頃に、ディスプレイによる疲労が「VDT（Visual Display Terminals）症候群」と名づけられ問題になりましたが、現代はその比ではありませんね。

オンライン会議やデジタルワークで長時間にわたってパソコンやスマホのスクリーンを見ることは、目への刺激になるのはもちろんですが、乾燥（ドライアイ）の大きな原因にもなります。

スクリーンを見ているときは、まばたきはなんと50％以下にまで減ってしまいま

す。目が見開かれた状態が50％も増えれば、涙液は蒸発してしまい、目がカラカラになるに決まっています。

「目の疲れ」とは、少し休んだり、睡眠を取ることなどで回復する目の疲れを言います。いわゆる「疲れ目」のことです。

しかし、**休んでも寝ても症状が取れない重い症状の場合は、「眼精疲労」と呼ばれます。**疲れ目どころではなく、頭痛や神経痛、吐き気に不眠など、ほかの症状まで出てきてしまった状態です。こうならないためにも、デジタルワークが増え続ける現代では、目を守る習慣が大切です。

また今のスクリーン画面は昭和・平成初期のブラウン管・液晶式とは違い、ほとんどがＬＥＤ（発光ダイオード）画面です。ＬＥＤは、ブルーライトという460ナノメートルの波長成分をもつ光を発します。

このブルーライトは、網膜から脳に入り、体内時計を司る視交叉上核というところに作用します。夜にブルーライトを浴びてしまうと、眠りの質が悪くなることが知られています。

ブルーライトは、ほかの波長をもつ光よりも強いエネルギーをもちます。ブルーライトに触れる時間が長いと、瞳孔を縮めようとして目の筋肉も酷使され、目の疲れだけでなく、頭痛や肩こりなどほかの不調の原因になるとも言われています。

20分ごとに5メートル先のものを見る

こうしたオンラインワークが原因の眼精疲労を和らげる効果的な対処法は、「20・20・20法」という、アメリカ眼科学会が推奨している方法で、20分おきに20秒の休息、20フィート（約6メートル）離れたものを見る、という習慣のことです。フィートは日本ではなじみがまったくないですし、6メートルよりも5メートルのほうが区切りがいいので、**「20・20・5法」**と覚えるとしっくりくるかもしれません。

パソコンの画面を見続けているあいだは、**20分以内ごとに、スクリーン以外のものを少しだけ見る**ことが、目の疲労には大切だということです。パソコンの画面に「20・20・5」と書いた付箋を貼っておくと、忘れないのではないでしょうか。

「5メートル先に見たいと思うものがない」という場合も多いでしょう。5メートル先ではなくデスクやその周辺でもいいので、観葉植物や家族やペットなど親しいものの写真を置くことは、**自律神経のバランス値を下げる（＝リラックスできる）**ことが研究で示されています。

小まめな「目の休憩」がいちばん有効

ブルーライトのリスク対策としては、ブルーライトカットグラスが、目をそらす必要もなく仕事を続けられ、効率的です。わたしも作業時に使う老眼鏡は、ブルーライトカットグラスにしています。

しかし、アメリカ眼科学会によれば、ブルーライトカットグラスの効果は部分的、ないしはほとんどないという系統的レビュー（論文よりもエビデンスレベルが高い）まであります。また、子どもがブルーライトカットグラスを使用すると、効果がないばかりか脳や身体の発育に悪影響が出るという見解が、日本眼科学会・日本眼科医会・日本近視学会・日本弱視斜視学会・日本小児眼科学会・日本視能訓練士協会の6団体から公表されました。

ブルーライトカットグラスに頼りすぎず、やはり**小まめな目の休憩**をするにこしたことはありません。

休むヒント

20分ごとに20秒、部屋の隅の植物に目をやるだけで、
目だけではなく心まで安らぎます。

前かがみの姿勢は、肩こりや頭痛を招くストレートネックのリスク大

腰痛、ストレートネックは日本人の持病

日本人の約4人に1人は、腰痛を抱えていると言われています。自宅でオフィスと同じように仕事をしようとするなら、姿勢やデスク、イスなどの作業環境に気をつけないと、腰痛をはじめとする身体の厄介な問題が生じてきます。そもそも、よほど余裕のある人しか、自宅に仕事専用の部屋と立派なデスク、イスを準備できません。

仕事用に準備された会社のデスク、イスに比べて、自宅での作業環境は悪いと思ったほうがいいでしょう。不適切な姿勢や座りすぎは、いろいろな身体の不都合を引き起こします。

自宅でのデジタルワークが身体に悪い、もう一つの理由があります。多くの人

が、自宅ではノート（ラップトップ）パソコンを使っていることです。ノートパソコンを使うと、少しうつむき加減で前傾姿勢になります。画面と視線の角度から、ちょうど猫背になりやすいのです。別の言い方をすると、**「ストレートネック」になりやすい**ということです。

ストレートネックとは、本来であればゆるやかなカーブを描いているはずの首の頸椎《けいつい》という骨が、前傾姿勢を続けることでまっすぐになってしまった状態です。ストレートと聞くとよいイメージを思い浮かべますが、頸椎にとってはカーブを描くほうが理想的です。このカーブが失われることで、首の痛みだけではなく肩こりや頭痛などあちこちに不具合が生じてきます。

さらに前かがみの姿勢では、頭を常に引き上げておかないといけません。首から肩の筋肉を常に働かせていなければならないわけですから、いかにも凝りそうですね。

オンライン会議は悪い姿勢の温床？

しかしさらに問題なのは、オンライン会議のときの姿勢です。

みなさん、オンライン会議での自分の姿勢を想像してみてください。基本的に何か作業をすることはないので、イスにふんぞり返る体勢になったり、逆に前かがみになったりしていないでしょうか。

この**「ふんぞり返る」体勢は、腰痛の大きな原因**になります。ふんぞり返った姿勢では、腰や背中の筋肉が下に向けてたわもうとします。背中、腰の筋肉が常に働いている状態になることから、首から腰にかけてのだるさ、痛みなどを引き起こす原因となります。さらに、椎間板《ついかんばん》に圧力を与え続けるため、椎間板が押し出されて神経を圧迫、いわゆる「椎間板ヘルニア」の原因にもなるのです。椎間板ヘルニアは、腰痛だけではなく、太ももから膝下、足にかけてのしびれ、痛みを伴う場合もあり、つらい病気です。

パソコンと目線の位置を近づけると疲れにくい

ここでは、シンプルな対策をご紹介しましょう。ノートパソコンを使っている人は、下に箱を置いて、**パソコンと目線の位置を近づけましょう**。これだけで、姿勢はかなり改善されます。わたしが長年通っている豊洲カイロプラクティックの伊藤《いとう》友円《ともかず》先生によれば、昔は電話帳をパソコンの下に置いてスタンド代わりにするなど、専門家のあいだではよく行われていた工夫だそうです。

理想的には、オフィスでも自宅でも、デスクトップパソコンで仕事をするのがいちばんですが、お金も場所も必要です。また、出張や出先で、ノートブックで仕事をする機会も増えてきました。

わたしの場合、自宅やオフィスではデスクトップパソコンを使っていますが、出張先のビジネスホテルやカフェでは、持ち運びできる折りたたみ型のノートパソコンスタンドを用いています。これを使うと、姿勢はかなり改善します。そう高価なものでもないので、使っていない人はぜひ試してみてください。

休むヒント

ノートパソコンで作業するときは、前かがみにならないよう画面の角度と高さを調整しましょう。

「座りっぱなし」のデメリットを減らしてくれるスタンディング・デスク

ますます長くなった「座りっぱなし」時間

身体の疲れの原因として、まずは姿勢の話をしましたが、座っている時間が長すぎると、いくら姿勢を正しくしても身体への負担はなくなりません。

みなさんが、一日のうちで座っている時間はどれくらいでしょうか。2011年に発表された世界20ヶ国における平日の座っている時間を調べた調査がありますが、日本はサウジアラビアと並んで最長の420分（7時間）／日でした。自宅でのデジタルワークがますます増えたコロナ禍以降では、もっと長くなっている可能性大です。

会社では、一日中デスクワークの人でも、会議や話し合いのときには、会議室や面談室に移動します。ほかの部署へ打ち合わせや用事で行くときなど、エレベーターや階段で移動する機会もあるでしょう。

しかしリモートワークでは、トイレに行く、ないし飲み物を取りに冷蔵庫に行くぐらいしか用事がありませんから、つい自宅のイスに座りっぱなしになってしまいがちです。ともすれば夜も、イスに座ってデスクに向かい、ネットや動画を見ていたりはしないでしょうか。

座りすぎ、座りっぱなしは、英語で“sedentary”と言います。どんなにここちよい、立派なイスであったとしても、**座りすぎ・座りっぱなしのsedentaryな生活様式は、健康や仕事のパフォーマンスにとっても、百害あって一利なし**です。腰を痛めない座り方はありません。

座りっぱなしはパフォーマンス低下、万病のもと

イスに座っている時間が長すぎると、健康にとっていろいろ良くない影響が生じやすいことがわかってきています。

たとえば、シドニー大学の研究グループは、45歳以上の22万人ものデータを解析し、一日11時間以上座っている人の総死亡リスクは、4時間未満の人と比べて40％

も高くなることを示しました。日本人約6万人を8年弱追跡した京都府立医科大学などの研究チームによる調査でも、日中の座っている時間が2時間増えるごとに、死亡率が15%増加するという結果が２０２１年に発表されたばかりです。ほかにも、座る時間が1時間長くなるごとに、がんによる死亡リスクが16%上昇することも報告されています。座りすぎ・座りっぱなしが有害であることを示している研究は多く、疑う余地はなさそうです。

スタンディング・デスクのメリットはスクワットのような動きが増えること

そうした背景もあり、近年、立ったまま仕事や作業ができる、「スタンディング・デスク」が普及してきています。手頃な値段のものもあり、通販で手に入れることもできます。

ただ、勘違いしていただきたくないのは「立ったまま仕事をし続けていると、健康になる」わけではない、ということです。わたしの同僚で、“sedentary”と健康に関する世界的権威である岡浩一朗《おかこういちろう》・早稲田大学スポーツ科学学術院教授に直接聞いたところ、スタンディング・デスクの利点は、「スクワット運動」を自動的にせざるを得ない点だとおっしゃっていました。

座っている姿勢は、ラクなのでずっと続けていられます。一方で、ずっと立ち続けるというのは、ある意味体罰のようなものです。ただし、生活のなかで取り入れられた立つ姿勢には、高いところのものを取る、歩く、しゃがむといった動作が自然と入ってきます。これらの動きが、下肢の血液の循環をよくするだけでなく、筋力の維持を図れるなど、座りっぱなしの有害作用をなくしてくれるわけです。

座りすぎ・座りっぱなしが健康にとって悪いことは明らかです。しかし、立ちっぱなしがいいというのも間違いです。スタンディング・デスクを使うことで、立ったり、座ったりという動作を増やすことができれば、健康を保ちやすくなるといえるでしょう。

休むヒント

座りっぱなしは百害あって一利なし。
立つ、歩く、などの動きを取り入れましょう。

REFRESH TIME
リフレッシュタイム

オンライン会議は「映像疲れ」するだけでなく、仲良くなれない？

オンライン会議では、パソコンの画面上に人の顔がズラリと並びます。もうみなさん慣れっこでしょうが、俗にいう「Ｚｏｏｍ疲れ」の中でもいちばんわかりやすいのは、なんといってもこの「映像疲れ」です。「リアルとの不調和」——当たり前に思えるでしょうが、これが映像疲れのキーワードです。

スクリーンに配列される参加者の顔。オンライン会議では、たくさんの表情がスクリーン画面にぎっしり詰まって、同時に目に入ってきます。何人もの人の表情を同時に読み取るのは、疲れる作業です。かといって、発言者の顔をズームアップするモードに切り替えればよいかというと、そうでもありません。スタンフォード大学コミュニケーション学部のジェレミー・ベイレンソン教授によれば、**ズームアップされた表情は、見ている人に無意識のうちに圧迫感や恐怖感を与えている**とのことです。

また、脳波を用いた脳科学の分野では、人の顔をリアルで見るのとオンラインで見るのでは、「親近感」、親しみについての脳活動が異なることが最新の研究で示されました。フリードリヒ・シラー大学イェーナの研究グループは、親近感の脳内シグナルがどのように変化するかを調べるために、さまざまな顔を見る前と見た後で、実験参加者の脳活動を脳波で測定しました。その結果、親近感は、人の顔を見た約400ミリ秒後に現れる脳波信号の強さと関連していて、その脳波信号はオンラインよりも実際に対面で会ったときのほうが、強いことがわかりました。**オンラインではリアルで会うよりも、共感というコミュニケーションにとって大切な心の動きが乏しくなってしまう**証でしょう。

オンライン会議は効率的ですが、リアル会議のようにその場の空気感のようなものが会話を盛り上げたり、メンバー間の一体感や共同作業性を上げるという点では、リアル会議には及ばないようです。

3章

「休んでもなぜか疲れが抜けない」を乗り越える

習慣を変えて、脳と心をゆっくり休める技術

「メール蓄積恐怖」で休めないなら、休日は朝に少しだけメールを整理する

休日くらいメールは見ないほうがいい？

みなさんは、休日を含む勤務時間外に、仕事のメールチェックをしているでしょうか？

わたしのような裁量労働制の大学教員は、一年365日、起きている時間はほとんどメールをチェックしています。大学からの通知やメーリングリスト、ダイレクトメールを含めると、一日に平均して100通ぐらいは受け取っています。もっと多いという人もいることでしょう。

週末に一日でもメールをチェックせず放置したらと、考えただけでもゾッとします。「メール蓄積地獄」から逃れるため、休日も旅行中も、メールをチェックして必要があれば返信する、という人は多いと思います。

「本当は休日くらい、メールも見ないでオフにしたいが、月曜日のメール数を思うと、精神的に休めない」

この件についてたずねると、会社員からわたしの身近では大学の事務職員のかたまで、メールが業務の重要な部分を占めている職種の人は、たいていは膝を打ち、メールチェックをオフにしたいけれどできない心理に同意してくれます。

業務時間外のメールについては諸外国でも問題となっていて、フランスでは既に2017年、勤務時間外や休日の業務連絡を拒否できる**「つながらない権利」**を認める法律が施行されています。休暇中でも仕事のことを考えず、心も身体もしっかり休ませるためには、努力義務ではなくちゃんと法律で決める必要があるということですね。

この「つながらない権利」は、外国の企業を中心に広まってきていますが、部分的に取り入れている日本企業もあるようです。たとえば三菱ふそうトラック・バス株式会社では、2014年から長期休暇中にメールを受信拒否、自動削除できるシステムを導入しています。

しかし、仮に日本で完全に「つながらない権利」を行使できるようになったら、どうなるでしょうか。おそらくオフの日につながらなくても、「明日の朝、ものすごい数のメールがたまってそう」「すぐにレスしなければならないメールが来ていたらどうしよう」というように、**休み明けのメール蓄積とその処理に対する予期不安**で、スッキリしない休日になってしまう気がします。

メール蓄積地獄を逃れる日常の工夫

このようにメール対応が仕事の主要な業務になっているという人に対しては、以前ならばわたしは「休日はオンとオフをはっきりさせたほうがいいから、メールはしないほうがいいよ」とすすめていました。あるいは、外国のように、週末だけ「今はつながらないので、月曜以降にお返事します」といった自動返信を設定することもすすめていました。

もちろん、この方法のほうがしっくりくる人もいます。しかし最近では、たとえば休日の朝にメールチェックして、不要なメールは削除したり、簡単に返信しておいたほうがいいメールには返信してメールボックスをスッキリさせて、それから休日を楽しむというやり方も悪くないと思うようになりました。

メールボックスをスッキリさせれば、気持ちも少しスッキリして休日を過ごせます。小さな達成感も得ることができ、休み明けのメール蓄積恐怖も、軽くすることができます。

休日にもかかわらずメールが届きすぎるという人は、たとえばネットショッピングのメールマガジンの登録を解除するなど、不要不急の定期メールを整理することをおすすめします。こういったジャンクメールも、脳に余計な負荷をかけます。解除したくないならば、メールの自動振り分け設定で、アーカイブに入るようにするなど、**受信ボックスをきれいにしておく工夫が大切**です。

また、週末にメールがたくさん届くのは、あなた自身に問題があるかもしれません。重要な依頼や相談ごとを、金曜日の夕方にメールするのは、あなたにとっては大切なことなのでしょうが、相手にとっては迷惑な話です。

タイミングを選ばずメールをしていると、相手もそのようなタイミングで返信、あるいは質問をしてくるようになってきます。緊急時はやむを得ないでしょうが、メールのタイミングというのは、かなり相手の心証に響きます。重要な相談ごとは、ぜひ週の前半・中盤でしておくように努めましょう。

休むヒント

休日の朝のメールチェックで、
むしろスッキリした気分で休めることもあります。

「即レス強迫症」からの脱却でラクになる

LINE、Slack……「即レス＝できる人」文化の弊害

ＬＩＮＥが普及し始めた頃、「即レス」「既読スルー」が話題となりました。即レスをしないといじめられる、即レスしないと嫌われる、既読スルーは関心のないサイン、などといったネガティブなコミュニケーションの行き違いも問題視されました。

当時わたしは、若者の話で自分には関係ないと思い、あまり深く考えていませんでした。ところが、今ではわたしも、関係ないというわけにはいかなくなってきました。ＬＩＮＥではなく、**ビジネスチャット**を使うようになったからです。

ビジネスチャットとは、ビジネスで利用するチャットツールのことで、組織のなかでのコミュニケーションを主な目的としています。メールよりも気軽に会話がで

きたり、テーマごとにグループを作成できるなどのメリットから、近年、導入する企業や組織が増えています。

いろいろなビジネスチャットがありますが、わたしの研究室では世界でも代表的なビジネスチャット、〝Ｓｌａｃｋ〟を使っています。ここでも、Ｓｌａｃｋについて、考えていきます。

Ｓｌａｃｋは、２０１３年に公開されて以来、世界中で急速に普及して、利用者を増やし続けているコミュニケーションツールです。はじめはエンジニアのかたがメインユーザーでしたが、徐々に一般のビジネスに広まっていきました。

かつてはＳｌａｃｋなんて……と思っていたわたしにとっても、今では研究室のメンバー、大学院生、卒業研究を控えた学部生とのコミュニケーションに、なくてはならないツールです。チャットでのやり取りによって、メールよりも会話に近い双方向のコミュニケーションが可能になります。また、ワードやエクセルなどファイルのやり取りは、ＬＩＮＥよりも（少なくともわたしのような中年にとっては）便利です。すべてメールでやり取りしていたら、莫大な数になってどうしようもなくなっていたことでしょう。今の若い学生にとって、メールは見る頻度が少なかったり反応が遅かったりしてぎこちないツールなのですが、ＳｌａｃｋはＬＩＮＥ並みに反応が早いのも、興味深い現象です。

便利なＳｌａｃｋですが、頭の痛い問題があります。はじめに触れた「即レス」問題です。Ｓｌａｃｋ、ここでは国民的チャットアプリのＬＩＮＥも含めましょう。これらはメール以上に「即レス」が基本です。わたしも、レスは早めにするようにしていますし、用件によっては、相手からのレスが遅いとイライラしたり、「ちゃんと見たのかな」と不安になることがあります。

こういったチャットアプリでは、**レスが早い↓仕事ができる、やる気がある**という評価になりがちです。事実、**遅いレスは、相手をイライラさせてしまう**でしょう。「できる人はとにかくレスが早い」という、内容よりもレスのスピードを優先する意識が依然として根強いのも事実です。

即レスに気を取られすぎると集中できず、休めず、幸福度も下がる

ただわたしは、最近では、「即レス」のデメリットを痛感することが増えてきました。なにか仕事をしていて、Ｓｌａｃｋの通知がピコンという通知音とともに届き

ます。後回しにすればいいのでしょうが、**「後回しにして忘れたらどうしよう」**という不安もあり、つい仕事を中断してレスしてしまいます。少しだけのやり取りでも、それまで取り組んでいた仕事の腰を折られ、また初めからエンジンをかけ直すことになることがほとんどです。

「わたしはメール派だから大丈夫」という人も、即レスや頻回のメールで疲弊しますので、注意しましょう。カナダ、ブリティッシュコロンビア大学の研究では、マルチタスクの原因になるメールチェックを一日3回に制限したところ、日々の緊張やストレスが和らぎ、幸福感が向上しました。一方、制限なくメールチェックをしたところ、ストレスが増加し、生産性や幸福度も下がってしまいました。SNSやビジネスチャットだけでなく、メールでもレスに追われるのは、メンタルヘルスによくないようです。

「即レス」至上主義、あるいは「即レスしないと不安」という即レス強迫症は、集中力が続かない原因となり、結果的に能率を落としていることが少なくないのです。

リアクションスタンプを押して、相手を不安にさせない

即レスは大事だけれども、デメリットもある……どうしたらいいのでしょうか。

先にお話ししたとおり、ビジネスチャットは、迅速な情報のやり取りが重要になってきます。即レス自体が目的になってしまい、相手が望む情報を提供していないやり取りになっていないか、相手の立場になって考えてみる必要があります。

ビジネスチャットにおける即レスの心理的重要性は、相手を不安にさせないことに尽きます。相手を不安にさせなければ、即レスにこだわらなくてもよいのです。

具体的には、**即レスが難しければ、いつまでに連絡する、といったことだけでも伝えておきましょう**。手が離せない、メッセージ内容を考えるのに時間がかかりそうなときは、どんな笑顔アイコンでもいいので、**リアクションスタンプだけでも押しましょう**。

特にSlackでは、リアクションスタンプを押すことが重要です。SlackはLINEと違って、相手からのメッセージを読んだだけでは、相手に既読かどうかが伝わりません。Slackでは、まず読んだらリアクションスタンプを必ず押

すという習慣を、参加メンバーで共有しておく必要があります。

「即レスしないと忘れてしまう」という不安も、即レスにこだわる動機の一つです。Ｓｌａｃｋでは、新規メッセージが入ってくると、古いメッセージはどんどん上にスライドしてしまうので、必要な情報をあとから探すのが大変です。レス忘れが、必然的に生じやすくなっています。

わたしが使っているのは、「ピン留め」機能です。メッセージをピン留めしておくと、背景色がクリーム色に変わるので、レスしていないメッセージをすぐ探せます。**即レスが難しいメッセージは、すぐにピン留めしてしまいましょう。**

余裕ができてくれば、相手に即レスしやすいメッセージを送るようにしたいものです。

「○○について、どうしましょう？」という、はい・いいえで答えられないオープンクエスチョンは、相手のレス負担を増やしてしまいます。「△△でＯＫか」「ＡかＢ、どちらがいいでしょう」など、**相手がすぐに答えやすいメッセージを送るよう、心がけましょう。**

とはいえ、自分は即レス対応ができていても、相手もそうとは限りません。レスが遅い、リアクションスタンプを押さないので読んだのかどうかわからない、確認なのか質問なのかわからない、などなど。ついイライラしたメッセージを送ってしまいたくなるときもあるでしょう。

チャットもネットコミュニケーションであり、あなたが意図しなくても、無愛想やイライラ、怒りなど、ネガティブな印象を相手に与える可能性もあります。「ありがとう」「助かりました」など、好意の感情を入れるか、「！」や絵文字、笑顔のリアクションスタンプなどを入れることで、ポジティブな感情が伝わります。もっとも、入れすぎも気持ち悪くはなるのですが。

最後に、ビジネスチャットでのテキストコミュニケーションにも、限界があることも忘れないようにしましょう。大事な話は、電話や対面で話すほうが、親近感からくる共感が得やすく、よい結果に落ち着きやすいです。緊急の場合は、いちいちビジネスチャットを立ち上げて相手のレスを不安げに待つより、電話を一本入れるほうが速いし間違いありません。**ビジネスチャットに頼りすぎない**ことも、即レス強迫症から逃れる心構えです。

休むヒント

「即レス」の呪縛から逃れるだけで、ストレスが和らぎ幸福度が上がります。まずはリアクションスタンプを押して、自分だけでなく、相手の不安を和らげましょう。

SNSのタイムラインを整えると心も整う

LINEは健康で、Twitterは不健康？

現代では、一つだけでなく複数のSNSに登録して、用途によって使い分けている人が多いと思います。日本人が使っている代表的なSNSは、Twitter、Facebook、LINE、Instagramあたりでしょうか。ユーザーの年齢層や使用目的について、SNSごとに特徴があります。

SNSとメンタルヘルスとの関係性も、急速に研究されるようになったテーマの一つです。SNSは国によって使われるツールが異なりますし、国民性もかなり反映されますから、外国ではなく、日本で行った研究を参考にする必要があります。

参考にするのにうってつけの研究結果が、東京都健康長寿医療センター研究所の桜井良太《さくらいりょうた》先生らによって論文化されました。結論は、**メンタルヘルス状態はLIN**

E利用者で良好であり、Ｔｗｉｔｔｅｒ利用者はよくないというものでした。

都民2万1300人を対象としたアンケート調査です。これによると、若年者のSNSを利用するための機器の所持率はほぼ100％ですが、高齢者も62・3％はSNSを使っていて、全世代を通じてLINEを使っている人が多かったとのことです。

結果をまとめると、主観的幸福度は、若者はInstagramの閲覧、中高年はFacebookへの発信、高齢者はLINEでのやり取りと、それぞれ相関がありました。年代に応じてこれらのSNSを活発に利用することは、メンタルヘルスに好ましいという結果です。また悩みや抑うつについても、同じ傾向がみられました。LINEのような家族、友達との連絡ツールとなっているSNSは、リアルでの関係がうまくいっている限りにおいては、現代に欠かせないコミュニケーションツールであることが、この研究でも示されています。

反対に、はまるほどメンタルに悪いのは、Twitterでした。幸福度、悩みや抑うつは、Twitterの頻繁な発信と関連がありました。中年層・高齢者層においてのみ、孤独感がTwitterの発信頻度と相関があったことは、Twi ｔｔｅｒで誹謗中傷ばかりの投稿で暴れている匿名アカウントを見ると、なるほどという気がします。

たしかに、匿名での発信、やり取りが多いＴｗｉｔｔｅｒでは、攻撃性に富んだ誹謗中傷が問題となっています。実名で発信している著名人が、あまりに度を越した人格批判や誹謗中傷に耐えかねて、メンタル不調だけでなく自殺に追い込まれることさえあるということは、胸が痛む、忘れてはならないリスクです。

Facebookを休むとストレスホルモンが減る？

このようなＴｗｉｔｔｅｒの危険性を知っていても、わたしなどは貴重な情報源として、毎日何度も閲覧してしまいます。Ｔｗｉｔｔｅｒでの炎上騒ぎで、うつになったり眠れなくなったりする人からの相談を受けることもありますが、なかなかＴｗｉｔｔｅｒはやめられない、アカウントを削除できないといいます。**依存性、習慣性の強い**ものであると、やめられない自分を振り返っても、改めて思い知らされます。

Ｔｗｉｔｔｅｒは、あまりに攻撃的なアカウントは、ミュートにしてしまうのがいちばんです。ブロックすると、相手は拒絶されたと反応し、あの手この手でますます攻撃してくる可能性があります。

また投稿する際は、見ている人がどのような反応をするかを想像する必要があります。ムカついた情報に瞬時に反射的にツイートしたり、酒気帯びでのツイートは、危険です。動物の画像など適度に和むアカウントを織り交ぜながら、自分のタイムラインをメンタルにやさしいものにするのが賢明です。閲覧数を増やすために、炎上を故意に狙う人もいるかもしれませんが、これは自己責任でしょう。

Ｉｎｓｔａｇｒａｍ、Ｆａｃｅｂｏｏｋは、年齢層は異なるものの、日本人の場合は総じてメンタルによいという結果でした。リアルな友達とのコミュニケーションのよい補完になっていれば問題ありません。しかし高級ホテルやレストランの写真アップ、おしゃれな服を買った、子どもが難関校に合格したといった投稿は、本人にその意図はなくても、自身の優位を無意識のうちにアピールしている行動の可能性もあります。また、見ているほうも、「こいつ、いい思いしているな」「自分はそれどころじゃないのに」という嫉妬や羨望が生じてくれば、メンタルに好ましいとは言えません。

他人との比較、つまり「社会比較」は人間社会につきものですが、あまりに**偏った強い社会比較は、自分をつらくするだけ**です。

オーストラリア、クイーンズランド大学の論文では、Facebookを5日間休むことで、ストレスホルモン（コルチゾール）の活動レベルが低下することが示されています。Facebookや Instagramで、他人に対する嫉妬や羨望を感じているのなら、**リア充承認欲求がある人ほど非表示にしてみましょう。**

SNSが普及する前は、他人との比較といえば、クラスメイトや同僚、ママ友など、せいぜい数十人でした。しかしSNSでは、ネットの向こうに何万、何十万人の人がいます。そんな莫大な数の人を相手に、いいねをもらいたい、悪く思われたくない、などと思い続けていれば、メンタルがキツくなるのは当然のことに思えます。

もちろん、タイムラインを整えることで、自分にとって聞こえのいい情報ばかりが並ぶようになり、価値観、思い込みがより強化されてしまう懸念はあります。しかし、客観的な批判と人格否定や暴言は、質が異なります。心を傷つけるようなアカウントは、ミュートにしてしまいましょう。これからの時代、心を整えるには、自分のＳＮＳのタイムラインをつねに整えるよう意識することが大切です。

休むヒント

メンタル不調を引き寄せる「社会比較」でしんどさを感じたら、ＳＮＳを休んで距離を取りましょう。

人とのリアルなコミュニケーションが不安を鎮める

気楽な孤独にも限度がある

心と身体のリズムを整える要因は、光と運動、食事の3つだと言われています。しかし、わたしが思うに、もっとも重要な第4の要因があります。それは、人とのコミュニケーション、できればSNSやオンラインでの会話ではない、「リアルなコミュニケーション」です。

人とのコミュニケーションは、薬にも毒にもなりえます。ソリの合わない人とつきあうのは、ストレスのかかることです。人間関係に疲れたとき、苦手な人やトラブルと距離を取ることは心を休めることにつながりますが、とはいえ、まったく人と会わない、何日も何ヶ月も誰とも話さないというのは、孤独という、心身の健康にもっとも悪い状況をもたらします。

2020年の最初の緊急事態宣言のときを思いだしてみてください。家族以外の人との会話は明らかに減っていたはずです。単身の人のなかには、数日どころか数週間、誰とも話さないという人もいました。

人と話すのが得意ではない、コミュニケーションが苦手という人にとっては、自粛生活はかえってストレスがなくラクだったという声も聞きましたが、数ヶ月ならばともかく、何年も誰とも話さずに社会生活を健康的に送れるとは、やはり思えません。

今の時代、心を休めることの大切さは言うまでもありませんが、**コミュニケーションの長いお休みは、心身のリズムを狂わせてしまいます**。孤独は、人間関係を休んでいるというより、心にぽっかり穴をあけてしまうのです。

人づきあいのストレスがひどい場合は別ですが、**可能な範囲で毎日誰かと話せる環境をつくる**にこしたことはありません。

また、日中の会話とコミュニケーションには、81ページでも触れた夜のスマホ使用を減らす効果があるという研究もあります。コミュニケーションとスマホは、どう関係しているのでしょうか。

日中に我慢するほど夜のスマホが増える？

人間には、寝る前に入眠儀式としてついついやってしまうことがあります。昔ならば、読書が代表的な儀式でした。

この寝る前についやってしまうことには専門用語がついていて、Bedtime Procrastinationといいます。現代の代表的なBedtime Procrastinationがスマホであることは、いうまでもないでしょう。

問題は、どういう人が夜にスマホにはまって、寝つきが悪くなってしまうかです。オランダ、ユトレヒト大学の研究グループは、平均年齢35歳（18〜75歳）の成人218人を対象に、日中の行動やストレスや夜のスマホ使用との関係を調べました。その結果、**日中にやりたいことを我慢している回数が多いほど、夜のスマホ使用が増加する**との結果でした。

日中の欲求は、人によってさまざまでしょう。しかし、「人と接したい」という欲求は、人間の根源的な欲求です。この人との接触、コミュニケーションという欲求が満たせない環境は、不安レベルを高めて、夜の不眠、ひいてはスマホによる情報探索に人々を向かわせてしまうのではないかと考えられます。

個人で仕事をしていたり、リモートワークが多い職場で働いているなら、人とのコミュニケーションが維持できるようにしていくことは、メンタルヘルスのためにも非常に重要です。フルリモートワークができる環境だとしても、出勤日を設けたほうがいい場合もあります。

リアルな出勤や対面での会話が難しい状況なら、SNSやチャットでやり取りするだけでも、一日中孤独な作業を続けているよりもよい効果があります。仕事のことばかりでなく、**「最近どう?」的な雑談**が、孤独という脅威からわたしたちを守ってくれるのです。

日中のコミュニケーション不足は、入眠儀式としての夜スマホを強化している可能性があります。**日中に人と話す、特に用事がなくても誰かとやり取りする**、などの小さな行動が、夜スマホを減らしたり、スマホを見たまま寝落ちできるなどのメンタルの安定をもたらし、ひいては睡眠や生活リズムも改善し、心身にとってよい循環をもたらしてくれるのです。

休むヒント

「コミュニケーションのお休み」が続くと不安レベルの高まりや、心身のリズムの乱れにつながります。

こんな時代だからこそ「日中に人と話す」ことを意識しましょう。

人と会わないときこそ「自己効力感」を高めるつぶやきが効果的

リモート勤務では「自己効力感」が弱まりやすい

仕事を終えたあと、ゆっくり心を休ませるためには、「自己効力感」をもってオンの時間を過ごし、自分でオフをコントロールするのが大切であることは、48ページの「自分の裁量でオフを決める——休みにも『自己効力感』が大切」でもお話ししました。

できれば、自己効力感は高めたいものです。そこで、前述のバンデューラ博士が考えた、自己効力感を高める方法を紹介します。

①直接的達成経験：自分自身の成功体験
②代理経験（モデリング）：他人の成功を疑似体験・代理体験すること

③言語的説得：人からほめてもらう、励ましの言葉をかけてもらう、あるいはポジティブな言葉を自身に言い聞かせる

④生理的・情緒的喚起：体調を整え、気分を落ち着かせる

これらは暮らしや仕事の中で得ていける体験ですが、リモートワークでは、リアルで同僚、上司や部下、顧客などを観察できないので、②の代理経験は難しそうです。

③の励ましやポジ評価も、リモートワークでもできないわけではありませんが、言葉だけでなく表情やジェスチャーなど、非言語的要素がやや不足しがちになります。

つまり、若い新入社員、孤独に弱い人にとっては、**リモートワークは自己効力感が弱まってしまう環境**なのです。

「今日も頑張った！」のつぶやきで自分をほめる

したがって、リモートワーク主体の働き方をしている人にとって、自己効力感を

高める工夫がより大切になってきます。

代理経験としては難しいのですが、「今日は書類を一つ提出した」「発表資料を5ページだけでもつくった」という成果は、小さなことでも事実です。**ちゃんとやった仕事、行った仕事をきちんと確認する**ことは、まさに①の直接的達成経験にほかなりません。

③の言語的説得は、リモートワークの場合は、自分で自分を励ます、ほめるか、家族に頼んでほめてもらう、ということになるのですが、かなり不自然にも感じられます。

であれば、たとえば、ひと仕事終わった後には、背伸びをして、**「あー、わたし、よくやった」「われながら今日は頑張ったわ」**とつぶやく、独り言をいうのは、自己効力感を高める行動様式と考えられます。今日できたことを書き出して見えるところに貼っておくなども効果的ですが、独り言ならばペンも要りません。

忘れてはいけないのが、④の生理的・情緒的喚起とは、睡眠やリズムを整えることとほぼ同じということです。本書のいろいろなところで睡眠の重要性について触れていますが、自己効力感を高めるためにも大切だということを知っておきましょう。

ポジティブ心理学の研究では、**その日にあったよい出来事を3つ書き出す習慣を1週間続けると、幸福度が上がる**ことが示されています。**ハッピーエクササイズ**と言うのですが、これを行うのは寝る前がいいようにわたしは思います。

休憩する前、あるいは一日の仕事が終わったあとに、「今日は○○を済ませた～」「これだけ頑張った～」と、声に出してみましょう。家族からは白い目で見られるかもしれませんが、メリハリが少なく人からほめてもらいづらいリモートワークでは、こうした自分をほめるつぶやきも、自己効力感を高めるのみならず、大切な区切りの儀式にできるのではないでしょうか。

自己効力感を充分に感じながらオンの時間を過ごし、自分で決めた休日にしっかり気分を切り替えて楽しむ――そうしたかたちでオン・オフへのオーナーシップをもつことが、よい休み、よい人生につながっていくのです。

休むヒント

頑張ったことを言葉にして口に出す、
やり遂げた仕事を書き出して済マークを付ける、なども、
よいオフのためのスイッチになります。

ストレスには「問題解決」「情動処理」「気分転換」の3方向からアプローチする

ストレスマネジメントに有効な3つの対処法

最近、ハラスメントに関わる事件が常に報道されている気がします。実際に、会社や医療機関、社会でもハラスメントの相談は多く、わたしも相談を受けて被害者のメンタル対応にあたることがあります。

パワハラやセクハラなど、さまざまな種類のハラスメントがあります。たとえばわたしが関わる相談例としてもっとも多いパワハラは、優位な立場の人が、適正な範囲を超える業務や人格を否定する発言などで、他者に精神的・身体的苦痛を与える行為です。

「ハラスメントに起因するストレスへの対応」には、ほかのケースでも有効なストレス対策のノウハウが役に立ちます。ストレスに対するアプローチは、以下の3つに分けられます。総合的にこれら3つのアプローチを意識することが重要で、1つだけ、2つだけでは、不充分なストレス対策となります。

その3つのアプローチとは、

①問題解決型アプローチ
②情動焦点型アプローチ
③気分転換型アプローチ

です。

睡眠と生活リズムの適正化をベースに対策を

問題解決型アプローチとは、文字通り問題そのものに働きかけるアプローチです。パワハラならば、マウンティングをする人とは距離を取る、異動を願い出る、ハラスメント窓口に相談する、ハラスメント発言の録音などの証拠収集、といったことです。他人に助けを求めるのも、必要な問題解決型アプローチです。ハラスメントに限らず、多くのケースで問題解決型のアプローチが必要となります。

しかし、問題解決型アプローチでは、刃が立たないこともあります。会社の改革など、できそうにもない壮大な計画は、かえって自己効力感を落とします。

そこで、問題解決型とは別の、自身の情動焦点型アプローチも必要になってきます。**感情をためこまないように誰かに話す、愚痴る。カウンセラーに話を聞いてもらう**、ないしは後に紹介する**オンラインによる認知行動療法を用いる**のも、このアプローチです。

この2つに比べれば、気分転換型アプローチは、ややパワー不足のように思えます。趣味や外出、運動をしても、パワハラ上司が消えてしまうわけでもありません。問題解決にも情緒安定にもすぐにはつながらないかもしれません。

しかしこの気分転換型アプローチは、陳腐ながら大切なストレスマネジメントの一つなのです。運動や外出といったこのアプローチ法がいかに健康なメンタルの下支えになっていたかは、研究論文など示さなくても、納得していただけるのではないでしょうか。

先が見えづらいことがストレスになりがちな状況のなかでも、サステナブルな気分転換は本当に大切なのです。
最後に、繰り返しお伝えしてきたように、睡眠と生活リズムをなるべく乱さないように心がけることも、ストレス対策としては重要です。睡眠不足、生活リズムの乱れは、脳の認知機能を低下させ、情緒も不安定にさせます。そうなると、問題解決を行う脳の余裕がなくなってしまいます。特に、問題解決型アプローチをしないと前に進まない問題に向き合うには、自分自身のコンディションを保つ睡眠、運動、コミュニケーションがベースになることを確認しておきましょう。

休むヒント

サステナブルな気分転換を組み合わせることで、ストレスマネジメントはぐんとラクになります。

持続可能な「楽しみ」と「気晴らし」、「安らぎの時間」が心と身体をラクにする

旅行は最高の気分転換

旅行というのは、衣食住のように絶対になければ生きていけないものではありません。しかしコロナ禍を経て、旅行のありがたみを痛感している人がほとんどなのではないでしょうか。

一方で、コロナ禍による自粛期間中は移動や外出の自由が制限されたことで、新しい趣味にチャレンジした人も多かったようです。スポーツ選手やタレントのかたで、自粛中に楽器を始めてみた、久しぶりに読書に励んでいる、といった発信もしばしば目にしました。

「楽しみ」「気晴らし」は、健康やお金などとは違って、不要不急なものと思いがちです。しかしこれらは、人間の心身の健康のためには、「必要なもの」「なくては

ならないもの」なのです。

未来が不透明な今、社会情勢が今後どうなるかは誰にもわかりません。だからこそ、自分の仕事や健康状態、なにより年齢を経ても続けることができる、その人の今にとって、**持続可能な「楽しみ」「気晴らし」をもつ**のは、実はとても大切なことです。

では、どんなことならやりたいかな、とか、こんなことを始めたら楽しいかもしれない、といったことを考えたとき、何が思い浮かぶでしょうか。もしも何も思いつかないとしたら、注意が必要かもしれません。

「楽しい」という感情がなくなる、あるいは見つける気力がなくなった状態は、うつに入りかけているサインの可能性があります。これが進行すると、「アンヘドニア」という症状に発展します。アンヘドニアは、「快楽消失」「無快楽症」と訳されます。19世紀末に、トマス・クロウストンというイギリスの医師は、アンヘドニアがうつ病の発症時にもっとも頻繁にみられる症状であると記載しています。また、この医師は、幸福感と楽しみの喪失、喜びの欠如などを「感情麻痺」とも名付けています。

「楽しみ」や「気晴らし」を軽んじて喜びを感じられなくならないよう、**楽しみながら続けられることを自分の生活のなかに取り入れていきましょう。**

自分だけの「遊園地」をつくっていく

コロナ禍によって多くの人が体験した自粛生活は、退職後にどういう生活になるかを先取りする、よいシミュレーションになった、というかたもいます。わたしの同僚で今年定年を迎える先生も、「定年になったらこういう生活になるんだと思った」とおっしゃっていました。そう考えるとなおさらに、「楽しみ」「気晴らし」がないと、毎日気持ちのハリがなくなる、つまりは元気がなくなりうつっぽくなるのではないかという、怖い予感がしてきます。

「自分には趣味がない」「若いときのように楽しみを見つける気が起きない」という人は、楽しい、気が晴れるレベルまでは求めずに、気がラクになることから始めてみてはいかがでしょうか。

何かをする、行動するのでなく、心が落ち着く、安らぐひととき、「安らぎ」の時間をもつことを意識するのがよいでしょう。「趣味」「気晴らし」というと、何か練習しなければならない、どこかにはるばる出かけなければならない、着替えて動かなければならない、という心理的なバリアが生じて、かえって億劫になりかねません。

散歩、読書、神社仏閣めぐり、猫といっしょにソファで過ごす、未来の海外旅行に向けての外国語学習、なんでも構いません。持続可能な自分なりの「楽しみ」「気晴らし」、あるいは「安らぎ」を積極的に見つけていける能力が、アフターコロナの時代にも必要です。

最後に、子どものレジャーの象徴として、「遊園地」のたとえ話をしておきましょう。

翻訳家のアナスタシア・新井《あらい》・カチャントニさんはギリシャ人ですが、彼女のお父さんは子どものころに、**「遊園地に行くのではなく、自分の遊園地をつくりなさい」**という言葉をかけてくれたそうです。自分にとってだけの楽しみをつくることの大切さが理解できる、わかりやすいたとえで感心しました。

他人にとってはつまらないものでもいいのです。「楽しみ」「気晴らし」「安らぎ」を経験できる、ささやかな自分だけの遊園地はどんなものだろうと考え、それをつくっていきましょう。

休むヒント

新しいことを始めるのが億劫なら、次のお休みには「久しぶり」の楽しみからやってみませんか？

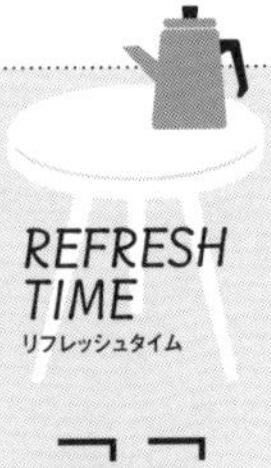

「いっぱいいっぱい」になったときに「脳疲労」を軽減する簡単リセット法

働き方のこまごましたことを自己判断に委ねられる場面では、あれもこれもやらねばと、焦るばかりで優先順位がつけられず、いっぱいいっぱいになってしまうことがあるものです。焦ったときにはマルチタスクをなるべく避けるのが賢いやり方なのですが、現実的にはやはりそうもいかず、時間や作業に追われて、かつ集中もできず、疲れている人も少なくないでしょう。

こういった疲れは、身体の疲れというよりは、脳の疲れに入ります。

本文でも触れていることですが、このような疲れの癒し方、軽くする簡単な方法を5つばかりご紹介しましょう。

・スマホを引き出しかカバンにしまう
・目を2、3分閉じる
・5メートルほど離れたもの（花や草木が望ましい）を見る
・こまめにイスを離れて歩く
・机、テーブルなどを2、3分だけクイック整理

「簡単すぎる」と拍子抜けした人もいるかもしれませんが、これぐらいシンプルでないと日常の習慣に落とし込めません。

スマホを手元に置かなければマルチタスクを減らせますし、目を閉じて視覚情報をシャットアウトすることで脳疲労をケアすることができます。少し先にあるものを見ることは眼精疲労に効くだけでなく、脳にもよい影響をもたらします。ときどきデスクを離れて歩くことの有用性にはこの本のあちこちで触れています。「クイック整理」については、194ページのコラムで詳しくお話ししますので、ぜひ実践してみてください。

4
章

イライラや不安から心を守る休み方

考え方と行動のクセを見直して、自分を取り戻す時間をつくる技術

面倒くさがらずに社会に出てみる

対面は面倒で、リモートはラクちん？

大学の講義も、コロナ禍の一、二年目に比べて、かなり対面授業が増えました。しかし、オンライン講義がなくなるわけでなく、コロナ前の100%対面授業に戻ることはなさそうです。オンライン講義には、授業を受ける時間や場所に融通がきくというメリットがあります。部活で遠征中の学生や、事情があって実家にいる学生からは、オンライン授業の要望は根強いものがあるのです。

対面が好きか、オンラインが好きか、好みは分かれると思います。しかし、最初は**面倒くさいと思っていた対面で人に会う機会も、実際に会うと楽しかった**ということは、この数年で多くのかたが経験したのではないでしょうか。

わたし自身は引きこもり気味で、対面で人に会うのは緊張してしまい、あまり好きではありません。どちらかと言えば、自宅で仕事をしていたいタイプです。しかし、朝は大学に行くのが億劫だと思っていても、いざキャンパスに行って学生やほかの教職員と話すと、やはり楽しいのです。コロナ禍でなかなかできなかった職場の飲み会では久々に飲み過ぎてしまい、次の日大変だったこともありました。

朝起きると、電車でわざわざ通勤したくない。やっぱり、オンラインのリモートワークがいい。そう思うのはもっともですし、事実、慣れてしまえばリモートワークのほうがラクでしょう。「通勤などバカバカしい」と思う気持ちもわかります。

ラクなリモート生活を続けることの落とし穴

しかし、コロナ禍前ほどではなくても、自分に合った頻度で、**ある程度対面で人に会う機会があるほうが、生活の満足度が上がりメンタルヘルスが安定する**と言えるのではないかと思います。オンラインではなく、実際に人に会いコミュニケーションを取ることで、気疲れはするけれども、刺激とパワーをもらえているのではないでしょうか。

対面は、対人関係において強い相互作用を生じます。対面は苦痛以外のなにものでもないという内向的な人も、当然います。逆に、オンライン嫌いでとにもかくにも対面という、外交的な人もいます。対面に対するニーズや耐性も多様であり、個人差が大きいことを知っておく必要があります。

しかし大多数の人は、なんらかの形での「対面」を必要としていると思います。医療や教育など人との関係性が重要な分野では、対面の要素がなければ機能しません。

先ほども触れたように、リモートワークは、気疲れしないので、ラクちんです。ずっと続けていても苦にならない、あるいはリアル時代がバカバカしく思えてくるかもしれません。

対面機会を欠いた生活はストレスフリーですが、一方で、自分では気づかないメンタルに悪いものが、無意識のうちに育っているような気がしてなりません。歩かないでいるとどんどん体力が衰えていくように、ある程度対面機会がなければ、心のエネルギーも弱っていくように思えるのです。

過重労働やハラスメントは気づきやすいのですが、**痛みや苦痛のないものは、見逃されがちです**。リモートワーク中心の生活は、運動不足などの弊害はもちろんですが、心の健康を、自分では気づかないうちに損ねている可能性があります。
すべてを対面機会に戻せとは言いません。しかし、面倒だとはと思っても、その億劫さを少しははね除けて、**対面の機会、すなわち社会に出ていく努力は、アフターコロナの時代には特に大切です。**わたしも、対面を面倒だと思いがちな気持ちを、少しだけ押しのけて、これからを過ごしていこうと思っています。

休むヒント

対面は面倒で、リモートのほうがラクなのは事実。しかし、面倒くささを少しずつ押しのけていきましょう。

自己肯定感を求めすぎて疲れないために

スシロー事件が起きた心理的背景

コロナ禍も終息しつつあり、ウィズコロナの方針の定着によって、レストランや居酒屋など外食産業にも人が戻ってきました。しかし、新たな問題が生じてきました。若者による迷惑動画のSNS拡散・炎上です。

主にチェーン系レストランで、若者がしょうゆのボトルを舐める、備え付けの紅生姜や福神漬けを直《じか》に食べまくる、唾をつけた爪楊枝を容器に戻すなど、常識では考えられない行動を取り、さらにその行為の動画を面白半分にSNSに投稿したあげく次々に炎上し、警察沙汰になったことは、皆さんもご存じでしょう。

被害を受けた店は、後始末に追われ、客数が大幅に落ち込んだり、株価が急落したりするなど、大きな影響を受けています。動画をアップした張本人とその家族には、多大な賠償責任の可能性も出てきています。本人や家族にはもちろん、学校にもクレームや激しい誹謗中傷が大量に届いているとも聞きます。

どうしてこんなことをしてしまうのか、いろいろ分析が行われています。若い人の脳は、特に**前頭前野が未成熟で、衝動的で感情コントロール能力が乏しく、刺激を求める傾向が強い**と言われています。子どもは、いたずらをして怒られるほど刺激物質のドーパミンが活性化するため、関心を惹くためにますます度を越したいたずらをするようになります。

迷惑動画がどんどんエスカレートしていくのは、ドーパミンによる依存症のメカニズムも一因です。

また若い人のなかでも、劣等感やコンプレックスを抱えている人ほど、身の丈に合わない、より背伸びをした自分を演出しようとします。ネット上では、他人とわいわいやってリア充をアピールし、画像や動画もセルフィーや各種アプリで実物以上に加工するなど、タガがだんだん外れていきやすいのも特徴です。

若者だけではない「自己肯定感」の求めすぎ

よく考えてみると、こうしたことは、若者だけの問題でもないことにお気づきでしょう。迷惑行為の動画の拡散は若い人に比べれば少ないのかもしれませんが、炎上商法のようなSNS発言、視聴回数稼ぎの過激な動画投稿は、むしろ大人に多いような気がします。

若い人も大人も、「いいね」やリプライの数、あるいはフォロワーの数などが、そのまま自己肯定感に反映されます。自己肯定感は肯定的に捉えられることが多いですが、子どものいたずらのように、**刺激が強くないと満足できなくなっていく、薬物のような側面**ももっています。

「映え」ブームの背景には、Instagramのフォロワーといいね、支持コメントを求める心理があります。Twitterでは、フォロワー数でマウントを取る・取らないの攻撃的なやり取りも、よく目にします。Facebookでも、いいねが少ないと、否定されたような気分になることもあるでしょう。

若者の迷惑行為は劣等感やコンプレックスの反動と言いましたが、大人でも劣等感やコンプレックスがなくなっているわけではないのです。ＳＮＳで自分を大きく見せようとする人は、その分、劣等感やコンプレックスが強い傾向があります。

ＳＮＳでのレスやフォロワー数を気にしすぎている人は、要注意です。自己顕示欲、あるいは自己肯定感が強い人は、自分が他人からどう見られているかを意識しすぎていたり、素晴らしい自分でないと認めてもらえないと思い込んでいるものです。**自己肯定感を求めるあまり、無意識に疲れている**のかもしれません。

ＳＮＳへの投稿自体を制限しろとは言いません。ＳＮＳにはかなり依存性があり、他人からやめろと言われても、なかなかやめられないからです。むしろ、日常生活のコミュニケーションに目を向けてみましょう。

強すぎる自己肯定感のあまり、**「わたしは」「俺が」と、自分が主語の発言**が多くなってはいないでしょうか。**相手に関心を持って、自分の話をするよりも相手の話を聞く時間を増やす、「あなたは」など相手が主語のフレーズを意識する**など、気をつけていきましょう。

ネット上では、どうしても自分をアピールし、大きく盛りがちです。しかし、実際のコミュニケーションでそういうことをしてしまうと、他人から嫌われるナルシシステムになり果ててしまいます。炎上動画は世間から厳しい批判を受けてやりすぎに気づきますが、ナルシシストは本人が気づかないうちに、周囲から嫌われ、どんどん孤立していってしまいます。

休むヒント

自分を大きく見せることに疲れていませんか？
実際のコミュニケーションで、自分語りを少なくしてみましょう。

「ゼロ百思考」や怒りのスキーマを修正するとストレスが減る

メンタル不調のもとになる「自動思考」とは

新型コロナは、政治経済や医療など、わたしたちの日常生活に大きな影響を与えました。今振り返ると、肺炎など人体への感染反応ももちろんですが、わたしたちの考え方や価値観に対して、とてつもない影響を及ぼしたように思えます。

新型コロナ初期の「自粛警察」、ワクチンに対する分断された意見、マスクにまつわるトラブルなど、新型コロナは、人間の考え方や価値観がいかに異なるかを、浮き彫りにしました。

新型コロナで明らかになった価値観の相違は、「自粛警察」のような**偏った正義感、事実に基づかない妄想的な陰謀論、思い込みによる妄信的行動**など、さまざまなものがあります。そのなかでも、たとえばマスクをすべき・外すべきといった、

「すべき思考」があまりに強すぎると、メンタルヘルス不調になりやすい危険性があります。なぜならば、**「ゼロ百思考」「完璧思考」「すべき思考」は、ストレスがたまりやすく、うつ病など心身の不調につながりやすい**からです。

人間の考え方というのは、多かれ少なかれ歪んでいて、それが個性でもあります。しかし、ネガティブに歪みすぎると、ストレスが増していきます。

つらいとき、不愉快なときなどに頭に浮かぶ考えを、**「自動思考」**と言います。そしてこの「自動思考」のもとになっている、今までの経験や学んだことから形成された、考え方のクセのようなものを**「スキーマ」**と言います。**「二分割思考」「すべき思考」「完璧思考」なども、スキーマの一つです。**

○か×の二択でしか考えられない「二分割思考」、あるいは99%はうまくいっても、1%の失敗があっただけですべてダメだと思ってしまう「ゼロ百思考」。自分を追い詰めるだけでなくだけでなく、他人にも「こうすべき」行動を期待してしまい裏切られる「すべき思考」。完璧にできなければ気が済まず、どんどん現実の自分と理想との距離を遠ざけてしまう「完璧思考」。アフターコロナの時代において、こういった思考のクセは、平時よりもいっそう自分をつらくしてしまう可能性があります。

たとえば、マスクが必須だったころ、マスクをしていない人に対して、マスク賛成派の人のすべき思考では、「感染拡大するかもしれないのに、なぜマスクぐらいしないんだ」と、不愉快に思ったでしょう。逆にマスク反対派のすべき思考では、「外国ではマスクなんかしないのに、なぜしているんだ」と、怒りを覚えることになります。

「マスクをするべき」「マスクは外すべき」、どちらも、メンタルヘルスの観点からは、メンタルヘルス不調になりやすいスキーマを持っていたことになります。

苦しみのもとになるスキーマを適応的思考に変えていく

このスキーマを、現実生活に適応していく方法はないでしょうか。

その一つとして有効なのが、**認知行動療法**です。一般書も多いですし、既にご存じの人もいるでしょう。わたしも、カウンセリングの講義で、非常に簡単に使えるかたちで、認知行動療法を紹介しています。

「ポジ思考に変える方法ですよね」と思っている学生も多いのですが、**「認知行動療法」**は厳密に言うとポジティブ思考というより、**「適応的思考」に近づけていく練習**です。コロナ禍において街でよく見かけた光景を例にして、「すべき思考」のスキーマから、「適応的思考」に修正していくプロセスをたどってみましょう。

出来事：居酒屋で大騒ぎしている若い人たちを見た

認知（スキーマ）：

- 新型コロナはまだ油断できないので、迷惑な振る舞い
- 意識が低い人たちだと腹が立った

みなさんも、覚えがあるのではないでしょうか。

この考え方のクセである「スキーマ」に、あえて反証をしてみます。ムカつく相手の立場になってみるのです。

反証：

・久しぶりの集まりで、盛り上がったのかもしれない
・若い人は、これくらいの元気があったほうがいいかも
・お店の人はお客がいて、経営面からは安心しているかも

事実かどうかは当人に確認しないとわかりませんが、このように自分のとっさの考え方を、反対方向から修正する手間をかけるのです。

この反証から、「適応的思考」を導きます。

・新型コロナでつらい思いをした若い人たちにも共感しよう
・不快に感じる人や持病のある人は、近づかなければいい
・あまりに度が過ぎれば、店員さんに相談しよう

ほかにも、適応的思考の内容はあるかもしれません。

スマホアプリで「思考のクセ」を治す

人間は生きていく以上、つらい出来事、不愉快な事件を完全に避けることができません。コロナ禍においてはもちろん、アフターコロナの時代もわたしたち人類は未経験なわけで、想定できないつらいこと、不愉快なことが起こることも充分に考えられます。予測のつかない、変化の激しい社会で健康に暮らしていくためにも、**つい抱いてしまう「思考のクセ」を「適応的思考」にもっていく練習は、定期的な運動で身体を鍛えるのと同じように重要**です。

「適応的思考」の練習には、本書ではやや悪者になっているスマホが、ここでは役に立ちます。認知行動療法の専門家が携わっている、メンタル不調になった人だけではなく、一般の人でも使え、よい思考トレーニングとして助けになるアプリも増えているようです。

認知行動療法の権威、大野《おおの》裕《ゆたか》先生監修の「こころコンディショナー」、あるいはマインドフルネスのプログラムも備わっている「ｒｅｓｔ ｂｅｓｔ」などは、信頼できると思います。これらに限らず、自分に合ったツールやアプリを活用すれば、好ましくないスキーマを修正する思考トレーニングのための、よいパーソナル・トレーナーになってくれるでしょう。

休むヒント

思考のクセに気づいたら、立ち止まってその考えを吟味してみましょう。続けるうちに心が落ち着き、メンタルもラクになってきます。

メンタルヘルスのためにマストなのは、充分な「勤務間インターバル」

業務と業務との間の「インターバル」の重要性

リモートワークでは仕事の終わりが見えづらく、時間配分や退勤時刻をいかようにもできるからこそ、休みのタイミングを逃してしまい、一日中ずーっと仕事を続けてしまう人がいることを、18ページの「『小さな休憩』と『大きな休憩』を組み合わせて休む」でもお話ししました。しかし、このように仕事をダラダラ続けることがいかによくないかを示すダメ押し的なエビデンスとして、「インターバル（間隔）」を考えてみましょう。

前日の業務終了から翌日の業務開始までの時間間隔を、労務管理上の「インターバル」とします。18時で仕事を終えて家に帰り、次の日9時から勤務を始めるならば、インターバルは15時間となります。この**インターバルをたっぷりもつことが、**

仕事の能率を高めるだけでなく、心身の健康を保つ意味でも重要なのです。オンとオフの区別がつきにくくなるリモート勤務においても、ぜひ守りたいことの一つです。

ＥＵ（ヨーロッパ連合）では、「勤務間インターバル制度」という法制度があり、最低11時間は間隔を取らなければならないと定められています。インターバルがなくなると、余暇や睡眠が削られ、幸福度が下がるだけでなく、心身の不調のリスクが高くなるからです。当直後の連続勤務を長年経験した身としても、シフトワーカーにとっては、健康に関わる重要な制度だとわたしは考えています。

労働安全衛生総合研究所の久保《くぼ》智英《ともひで》先生が日本の会社員を対象に行った研究では、平均インターバル時間は13・1時間でしたが、54％もの人がＥＵの定める11時間を切っていました。インターバル時間が短いほど、睡眠時間が少なく、疲労度も高いことが実証されています。厚生労働省も、勤務間インターバル制度のメリットとして、従業員の健康維持・向上や、従業員の確保・定着、生産性の向上を挙げています。

早めに仕事を終える「インターバル・デー」をもつ

さて、ここで注意していただきたいのは、現在、リモート勤務が主体となっているかたの働き方です。リモートワークにおけるインターバルは、どうなっているでしょうか。充分取れるようになったという人もいれば、逆にインターバルが短くなってしまったという人もいるでしょう。

問題となるのは、もちろん後者の短インターバルでのリモートワーカーです。5、6時間程度の睡眠時間だけが、作業終了から翌日の作業開始までのインターバルになっていたら、赤信号に近い黄色信号です。

実は日本でも、2019年から勤務間インターバル制度は導入されてはいるのですが、事業主の努力義務にすぎません。しかもコロナ禍以降、リモートワークが以前よりも増えたことで、この努力義務が自宅作業にまでは行き届かなくなってしまいました。

リモートワークにどうやって勤務間インターバルを導入していくか、なかなか難しい問題です。監視員をつけて、家で仕事をしないように見張っているわけにもいきません。

今のところいい方法は、**仕事を終える時刻を明確にする**しかないように思います。EUの定める最低11時間のインターバルを取るためには、朝9時に仕事を始めるならば、夜22時には仕事を終える必要があります。そう考えると、結構遅くまで仕事ができると思いがちですね。

しかし、11時間という数値は、わたしの考えではシフトワーカーのための最低限の目標であり、通常の時間帯で仕事をしている人は、14〜15時間ぐらいはインターバルを取ってもよいと思います。11時間では、7時間睡眠とすると、仕事と睡眠以外の時間は4時間しかありません。移動や食事などを差し引くと、かなり短くなってしまいます。

紹介した労働安全衛生総合研究所の論文でも、**インターバルは長ければ長いほど睡眠時間は確保され、疲労度は軽くなる**ことが示されています。仕事がたまってしまうので毎日は難しいという人も、18時か19時には仕事を終える「インターバル・デー」を、週の三日以上はもちましょう。「勤務間インターバル制度」が充分ではないリモートワークでは、自分でインターバルをつくることが求められるといえるでしょう。

休むヒント

特にリモートワーカーは、
せめて、週3回以上の「早仕舞い」の日をつくりましょう。

「階段を使う」「週に1度の運動」で体力とメンタルをアップ

どうしてコロナの自粛明けは身体が疲れたのか？

初めて新型コロナの流行に関する緊急事態宣言が発出された2020年春、急激な生活の変化に伴い、運動不足になってしまったというかたは多かったのではないでしょうか。運動不足や肥満の危機を感じてか、街でジョギングしている人も増えたように思います。

運動が大切で心身の健康にもよいことは本書のなかでもお話ししてきましたし、説明されずともみなさんわかっているでしょうが、運動を続ける補助的なアドバイスとして、この項を読んでいただければと思います。

わたしも自粛期間中は、危機感を抱いて、ジョギングの走行距離や頻度をかなり増やしていました。「少しは体力がついたかも」という思いもありましたが、自粛明けの社会生活再開で、それがとんでもない勘違いであることがわかりました。朝起きて電車に乗って職場に行き、教室や会議室をあちこち回って、夜に帰ってくるという、以前ならば毎日行っていた日課だけでめちゃくちゃ疲れたのです。体力の低下を思い知った、苦い経験でもありました。

体力をつけるため、あるいは健康のために、フィットネスジムを利用している人もいるでしょうが、続けられる人ばかりではないでしょう。慢性的な運動不足に陥っているかたは少なくないと思います。

DX時代では、「フィットネスジムに行ってまとまった運動をすればよい」という考えより、**「日々の活動のなかでの運動を増やしていく」**というスタンスのほうが、大切になってきます。出勤や買い物のときに、**階段を使ったり、ついでに少し近辺を歩くなどの日々の心がけが、あとになって効いてきます。**

日常のなかで駅や会社の階段を上り下りすることが、健康増進にとても役に立っていることが、スイスの研究グループによって示されています。積極的な階段の利用（1日平均20・6階分）によって、最大酸素摂取量の増加だけでなく、収縮期血圧およびLDLコレステロール（悪玉コレステロール）の減少が認められました。

思えばわたしの場合、自粛期間中はほとんど階段を使っていませんでした。今では、駅や大学の階段も、ありがたく上り下りしています。

週１度の運動でうつ病予防

最後に、運動が続かない怠《なま》けグセ対策ですが、これは自分自身の運動への意識を高め、日曜日はジョギングするなど習慣化していくしかありません。適度な運動はうつ病を予防する可能性が高いことをきちんと知ることは、運動への動機づけになるのではないでしょうか。

うつ病と運動の研究は数え切れないくらいたくさんあるのですが、実験計画の難しいテーマでもあります。運動は、体力や嗜好の個人差が大きいため、実験デザインが難しいのです。

しかし、これまでの研究を統合するメタ解析によって、運動がうつ病の予防に効果が確実にあることが実証されました。２０２２年に『ＪＡＭＡ サイカイアトリー』誌に掲載された論文では、15個の調査研究（対象者は計19万１１３０人）を対象に、膨大なデータが分析されています。

結果として、中程度の強度のエクササイズ（自転車、水泳、早歩きなど）を週に最低150分行った人たちは、あまり運動をしなかった人たちに比べ、うつになるリスクが25％低いことが示されました。また、週あたりの運動が推奨量の半分だった人でも、運動の抗うつ効果は示され。その場合は、うつになるリスクは18％低いという結果でした。

要は、医者や学者がすすめる運動量には及ばなくても、**肉体を動かすことから得られるメンタルヘルス上のメリットは、あなたが考えるよりかなり大きい**のです。ちょっとだけ運動しても肥満が解消されるわけではありませんが、健康なメンタルのためには意味があるのです。

運動がムリならば、日常のなかで動きを増やす

最低週1度、軽い運動でも続けることが、うつ病の予防になることをこの論文で勉強してから、ズボラなわたしも、週に1度は必ずジョギングなり汗をかくくらいの運動を行っています。生活習慣病や肥満解消には、この程度の運動量では足りません。しかし、「障害調整生存年（DALY）」という、病気の社会的・経済的な負

担を評価する指標においては、うつ病は2004年には既に第3位でしたが、2030年には第1位になると予測されています。

運動不足になりがちなDX時代は、ますますうつ病を含むメンタルヘルスの問題が切実になってくると考えられます。どのくらいの運動がよいのですか、とよく質問されますが、週1度であれば、休日を使えばなんとかできる、忙しい現代人にちょうどいい運動頻度であると思います。逆に週に1度もまとまった運動ができないのであれば、やる気がない以前に、疲れ切っている、あるいは心身の調子が悪いなど、心配な状態かもしれません。

心を休ませるためにも、身体の健康を保つためにも、日常に運動を取り入れることの効果は計り知れません。

メンタルヘルスの観点からは、実践的でシンプルな運動の心がけとして、

- **週に1度の運動**
- **なるべく歩いたり階段を使う**

をおすすめします。始められないほど難しい目標ではないと思いますが、いかがでしょうか。

休むヒント

身体も心も元気にしたければ、まずは歩くことから始めましょう。

「ソーシャルな疲れ」と「鏡の不安」
――女性のほうがZoom疲れしやすい？

オンライン会議・講義は、女性のほうがより疲れる？

コロナ禍を経てリモート会議や打ち合わせをする機会が多くなり、もうすっかり慣れてしまったというかたも多いと思いますが、私は、男性に比べて女性のほうがオンラインでは余計なストレスや疲労を感じるのではないか、という疑問を今ももっています。

オンライン会議の疲労度に男女差はあるのでしょうか。

スタンフォード大学の研究グループは、出版前のオープンアクセス資料集に投稿した論文で、**女性のほうが男性に比べて「Ｚｏｏｍ疲れ」を起こしやすい**という研究結果を示しています。１万５９１人に対してＺｏｏｍによる心身への影響を、Zoom Exhaustion & Fatigue（Ｚｏｏｍ疲労度）という項目を中心に調査しました。その結果、男性のＺｏｏｍ疲労度が平均２・75だったのに対し女性は３・13であり、女性は男性に比べて13・８％も強く疲労を感じていることがわかりました。

鍵となる要因を分析したところ、それは、座りすぎや、画面の中に収まっていないといけない束縛感、表情などといった非言語的要素の欠如ではなく、**「mirror anxiety（鏡の不安）」**というものでした。

「鏡の不安」とは、どういうものなのでしょうか。

「自分の顔が映り続ける」ことがストレスになる

視覚のＺｏｏｍ疲れについては、１０６ページのコラムでもご説明しましたが、オンライン会議では、画面上に自分の顔が映り、これが案外人間にとってはストレスになります。ナルシシストならば、自分の顔が映っていたほうがむしろ気持ちがいいでしょうが、たいていは違います。「カメラの角度のせいか、太って見える」「メイク濃すぎたかな……」などと、内心自分の顔を見てガッカリしながら会議に出ている人もいるのではないでしょうか。

オンライン会議で画面上での自分の映り方に、男性よりも女性がセンシティブになるのも、もっともなことでしょう。毎朝メイクをする女性は多いと思われますから、男性に比べて鏡を見るときに自分自身に集中する傾向が習慣的に強く、オンライン会議のときも似たような心理作用が働くことは、容易に推察できます。

公的組織の幹部、あるいは一般企業の役職者、大学の理事会・教授会でもそうですが、日本ではまだ男性が圧倒的多数を占めています。今後も重要な意思決定ツールであり続けることが予想されるオンライン会議ですが、女性が男性よりも強い精神的負担を抱えていることが、男性優位の日本社会では気づかれにくい、あるいは無視されやすいという懸念があります。「鏡の不安」がセンシティブな問題であることを、ぜひ知っていただきたいと思います。

とはいえ、女性にせよ男性にせよ、オンラインでの見栄えを良くしたいなら、事前に画像の調整をしたり専用のｗｅｂカメラを設置する、照明用のバックライトを買うといった方法もあります。オンライン会議のときはメイクを工夫するなども、できないことではありません。

ただし、オンライン会議のために、あまりに過剰なエネルギーを使うのは、メンタルヘルスの面でも疑問です。理由は、先ほども述べたように、女性は、画面の自分の映り具合に過度に集中してしまうからです。これは、いくら工夫を凝らしても、際限がありません。むしろ、**画面オフの時間をつくりだすなど、「自分の姿に集中しすぎない」方法を考えるほうが、健康的**だと思います。

休むヒント

オンラインならではのストレスが原因の「Zoom疲れ」には、画面をオフにするなどの対策が有効です。

身体も心もケアするなら、整体、カイロプラクティック、鍼灸

腰痛対策もメンタルには大切

心身の健康のためには、充分に休息を取ること、適度な運動のほか、ストレッチやマッサージなども有効です。コロナ禍以降、自宅でのストレッチを始めたという人も多いでしょう。

しかし自己流では、効果に限界があります。**専門的技術をもつプロから、「施術」「指導」をしてもらうことは、DX時代における有意義な健康投資**です。具体的には**マッサージや整体、カイロプラクティック**であり、これらはさすがに自分だけで行うことは不可能です。

これらの施術は、「代替医療」というものに分類されます。通院や薬剤の服用など負担の大きい近代西洋医学に「代わる」医療という意味で、意味をもつ治療法で

す。

ここで、マッサージや整体、カイロプラクティックの違いを簡単におさえておきましょう。この部分は、わたしが通っている豊洲カイロプラクティック院長の伊藤友円先生の監修をいただきました。

指圧・マッサージは、身体の表面を揉む、押す、叩く、撫でることによって、主に血液リンパの循環を改善させます。整体は、東洋医学や日本古来の武道をルーツとしており、身体の歪みやズレを手技によって元の位置に戻すことで、身体の不具合を改善させます。一方、カイロプラクティックは西洋医学に基づいており、骨盤や背骨のズレを矯正し骨格のバランスを整え、神経を整えることで血液循環を促し、筋肉のコリや疲労をほぐして健康を維持していくというスタンスです。

したがって、どれを選ぶか迷うところですが、こればかりはネットなどからの情報にもとづいて自分に合ったものを選ぶ、あるいはすべて試して自分に合ったものを選ぶしかなさそうです。知り合いからの情報は、施術者の人柄や方針もわかるので、ネットだけで調べるよりも情報の正確さは上がるように思います。

もう一つ、よく知られた施術としては、**鍼灸**があります。アメリカでは、「アクパンクチャー（acupuncture）」といい、痛みに対する人気の代替治療です。鍼灸では、東洋医学のツボ（経穴《けいけつ》）を刺激して、症状の改善を図ります。特に、腰痛に対しては、整形外科にかかっても、椎間板ヘルニアなど専門的治療の必要がなければ、痛み止めや湿布を処方されて様子をみましょう、ということが多いですから、腰痛持ちの人にとっては無視できない代替治療です。

実は**腰痛というのはメンタル面からも侮れない**症状で、腰痛患者の20～25％もの人が、抑うつ状態となっているという研究結果もあります。またここで紹介した施術は、筋肉や関節をほぐすだけでなく、自律神経の働きを調節して、メンタルにもよい作用を及ぼしている可能性が指摘されています。

腰痛も心配ですが、なによりわたしにとっては、施術してくださる先生との、身体の調子や世間の様子などをネタとした会話が貴重です。施術は、双方意識していなくても、カウンセリング的な役割も果たしていることが多いのです。

片手作業、長時間うつむくとなりやすいスマホ首＝ストレートネック

スマホを見るときは、どうしてもうつむき加減になり、いわゆる「スマホ首」に

なりやすくなります。本来は緩やかなカーブを描く頸椎が、前傾姿勢によってまっすぐになってしまうため、日本ではストレートネックと呼ばれます。英語圏では、スマホでテキスト入力する姿勢から、「テキストネック」と呼ばれます。

98ページの前かがみのリスクの項でも触れましたが、もう少し詳しく「スマホ首」について考えてみましょう。

人間の頭は体重の約10％で、ボウリングの球程度の重さがあります。このように結構重い頭が通常より前に出てしまうと、首の後ろの筋肉や背筋に大きな負荷がかかってきます。無意識に長い時間、習慣的にこの姿勢をとり続けることで、頸椎の自然なカーブが失われ、血管や神経を圧迫し、筋肉に負担がかかります。そのため、**首の痛みだけではなく、肩こりや頭痛など身体にさまざまな不調が起こるのです。**

デスクワークなどでもうつむく作業は多くありますが、そうした日常のなかで、さらにスマホによるストレートネックのリスクは高まる一方であり、しかもいろいろな点で頸部に良くないことが明らかになってきています。理由は、スマホを片手で使うことや、焦点距離が一定の同じ姿勢を、長時間連続して行うためだと考えられています。

このストレートネックが原因で発生した頸部痛や肩こりなどは、後頭部痛やめまい、眼痛、視力障害、顎関節症、胸部痛など、むち打ち症にも似たさまざまな症状を生じさせる可能性があります。

うつむく姿勢は、メンタルも後ろ向きにさせる

当然メンタルにも影響が出てくることが考えられますが、ストレートネックとメンタルとの関連は、まだ充分に調べられていないようです。しかし、うつむくことで気分も後ろ向きになることは、研究でも示されています。

ニュージーランド、オークランド大学の研究グループは、74人のボランティアを二つのグループに分けて実験を行いました。一つのグループは直立した姿勢で模擬面接の質問に答えてもらい、もう一つのグループはうつむいた姿勢で質問に答えてもらいました。**うつむいて答えたグループは、直立姿勢のグループより自尊心や気分が低下し、ネガティブな回答をしたという結果**でした。

ストレートネックで身体のあちこちに不都合が生じる以前に、うつむいていると

ネガティブになるということです。まして痛みやめまいが出てくれば、メンタル面にとってもますます悪い影響を及ぼすことは、ご説明するまでもないでしょう。

ストレートネックにも腰痛にもならないためには、本書で紹介したノートパソコン用のスタンドやスマホスタンドも有効です。しかしそれだけでは不充分です。長時間、習慣的にうつむいているのがよくないことから、15～20分に1回は姿勢を元に戻すことが推奨されています。93ページで触れた「20・20・5」の目の休憩のときには、首を伸ばして姿勢を正すことも心がけましょう。

休むヒント

スマホ首対策で身体をケアすれば、ネガティブな気分も上向きになります。

ポジティブ・ユーモアはメンタルの強い味方

4種類のユーモアとメンタルヘルス

最近、すごく面白かった、あるいはおかしくて思わず笑った、そういう経験はあったでしょうか。

メンタルを健全に保つためには「ユーモア」と「笑い」が大切です。精神科医のヴィクトール・E・フランクルは、名著『夜と霧』で、強制収容所内の過酷な生活のなかで、「とにかく自分では冗談のつもりのことを言いあい、自身を、ひいてはおたがいを笑い飛ばそうと躍起になった」と書いています。

フランクルは、**「ユーモアは自己保存のための戦いでの、魂の武器の一つである」**とも述べました。ストレスフルな状況でも心の健康を保つために、ユーモアはなくてはならないものだと教えてくれる言葉です。

Ｇｏｏｇｌｅ検索をすれば、ユーモアとはギリシャ時代の「気質」という言葉から発生したらしいなど、ある程度の答えは出てきますが、ここではわたしが大学や精神科の医局で勉強したことや、読書から学んだことから考えてみましょう。

現代の心理学や社会学では、ユーモアはコミュニケーションの一つであり、心身の健康を保ち、高めることがわかってきています。ユーモアもいくつか性質の異なるものに分けられるのですが、ここでは４つのスタイルのユーモアに分けてみます。

①他人を楽しませるため、面白いことや気の利いたことを言う**「親和的ユーモア」**

②困難やストレスに対して自分を励ます**「自己高揚的ユーモア」**

③自分を犠牲にして、面白い行動を取って他者を楽しませる**「自虐的ユーモア」**

④他人を攻撃することによって楽しむ**「攻撃的ユーモア」**

どのユーモアがいいのか、説明しなくてもなんとなくわかると思います。

ユーモアと笑いはストレスに勝つ力になる

ユーモアは、どうして心の健康によいのでしょうか。一つは、わたしたちがいちばん気にしている、**「人間関係」に影響を与える**からです。

先ほど挙げた①と②のユーモアは、周囲に対して好印象を与えることで、人間関係が円滑になります。逆に③と④のユーモアでは、良い影響がなさそうですよね。特に④は、人間関係を破壊するので、場面を問わずNGです。

もう一つは、ユーモアを使う自身に生じる感情です。①と②のユーモアは、**使った人自身の感情もよりポジティブにする**ことが知られています。ユーモアは、周囲にも、そして自分自身にも、心理的によい影響を与えるわけです。

残念ながら、日本人はユーモアが得意とは言えません。また、日本人と諸外国のユーモアの解釈に違いがあるのも事実です。たとえば、謙遜の文化をもつ日本では、③の「自虐的ユーモア」は、外国に比べてネガティブな印象ではないかもしれません。

日本は、やはり「恥」の文化が根強いのでしょう。たとえば、授業や会議でも、自分から積極的に発言や質問をする文化が、まだまだ欧米には及ばないのも、「恥をかきたくない」という意識が染みついているのが一因でしょう。

しかし「恥」の気持ちがあまりに強いと、困難や愚かさを笑い飛ばすことができなくなります。端《はた》から見れば愚かでおかしい自分のありのままの姿を受け入れることが難しく、ストレスをため込む可能性だってあります。

過度な自虐は、自分も周囲も笑っていても、自分を貶《おとし》めているわけで、内心では悲しくなるでしょう。やはり自虐ユーモアは、わたしはあまりすすめません。日本にはM－1グランプリやキングオブコントなど、外国にも自慢できるお笑いとユーモアの文化があります。自分の好きなお笑いやギャグの詰まった動画を見ることは、ユーモア力を身につける練習をしているとも言えます。ただ、特に、④の攻撃的なユーモアにはならないよう、気をつけましょう。

他人を笑顔にすると、自分も幸せになれる

自分が笑うだけでなく、他人を笑わせることも、利他的行動という意味で、メンタルヘルスにはよい方向に働きます。注意すべきは、相手の基本的なアイデンティ

ティ、出身地や学歴、性別、外見をネタにしないことです。また、日常会話では、関西人ではないですが、つねに適切かつ面白い「オチ」をつける練習をするのもいいでしょう。英語では「オチ」をパンチライン（punch line）といい、ジョークのツボ、聞かせどころの意味があるそうです。

ストレスを跳ね返す力の強い人は、**変えられないことを受け入れる術を知っていて、人生の困難や失敗をポジティブに捉えなおす方法をも知っている人**です。ユーモアを使って悲劇や恐怖を捉えなおし、笑いで周囲をよい方向に巻き込んで感情を調整できる人でもあります。ユーモアと笑いは、メンタルケアのためにも欠かすことのできない営みなのです。

休むヒント

他人を楽しませ、自らを励ますユーモアは、周囲と自分を前向きにさせ、リラックスさせてくれます。

REFRESH TIME
リフレッシュタイム

「クイック整理」は脳にも仕事にも効く最高の疲労対策

148ページのコラムで、身のまわりのクイック整理や掃除が疲れた脳に効く、とお話ししました。疲れているのになぜ、整理することがよい影響をもたらすのでしょう。

ものが散らかり雑然としてくる、埃が目立つなどは、気が散る要因です。なかには散らかっている書類や物品群から、自分のほしいものを瞬時に取り出す能力の持ち主もいますが、それは空間認知・記憶力が優れている人だからでしょう。

そのような能力のない普通の人は、**必要なものを探し出すだけで、脳のエネルギーを消費します**。だからこそ、これを避けるために、作業の区切りがついたとき、**ほんの2、3分、整理整頓をすることで、結果的に脳が**

休まるのです。

　また、整理整頓は、小さな達成感とスッキリ感を与えてくれます。

「なにかやった感」「これからできそう感」というのは、まさにやる気を生じさせる神経伝達物質・ドーパミンを働かせます。この働きが、整頓中だけでなく整頓後も、脳の疲れを軽くしてくれるのです。

おわりに

働き方改革、DX化の進行、フレックスタイム制やコロナ禍で一気に増えたリモートワーク――私たちの日常は大きく変わりつつありますし、これからも変わっていくでしょう。

時代が急速に流れていくなかで、**自分で自分の休み方をコントロールしていくこと**は、ますます大きな課題になってきているのではないでしょうか。

本書は、2021年に刊行した『リモート疲れとストレスを癒す「休む技術」』を、その後の時代の変化に鑑みて修正、加筆、再編集して文庫化したものです。

2020年4月に最初の緊急事態宣言が発出されたことで働き方の多様性はさらに高まりました。それに伴い、私たちの疲れ方も、休みやすさも変わってきていることを意識しながら、持続可能な「休み方」についてあらためて考え、まとめたのが本書です。

近年はさまざまなことで多様性への関心が高まっていますが、**働き方も休み方**

も、これが正解というものはありません。今は適切な休み方も、この先は違ってくるかもしれません。あくまで休み方のヒントとして、**自分に合いそうな、記憶に残ったものを、試していただければ**と思います。

この一冊を、身体の疲れはもちろん、じわじわと忍び寄り私たちを苦しめる心の疲れを癒すための休み方、考え方のヒントにしていただけましたら幸いです。

西多　昌規

2023年2月中旬

本作品は小社より二〇二一年八月に刊行された『リモート疲れとストレスを癒す「休む技術」』を改題し、再編集して文庫化したものです。

西多昌規（にしだ・まさき）

精神科医・医学博士。早稲田大学スポーツ科学学術院・教授、早稲田大学睡眠研究所・所長。

１９９６年東京医科歯科大学医学部卒業。東京医科歯科大学助教、ハーバード大学客員研究員、自治医科大学講師、スタンフォード大学客員講師を経て、現職。日本精神神経学会精神科専門医、日本睡眠学会専門医、日本スポーツ協会公認スポーツドクターなど。

専門は睡眠医学、メンタルヘルス、アスリートのメンタルケア。

著書に『「昨日の疲れ」が抜けなくなったら読む本』『休む技術』『「集中力」を高める技術』（だいわ文庫）、『「テンパらない」技術』（ＰＨＰ文庫）、『自分の「異常性」に気づかない人たち』（草思社文庫）等多数がある。

だいわ文庫

休《やす》む技術《ぎじゅつ》2

著者　西多昌規《にしだまさき》

二〇二三年四月一五日第一刷発行

発行者　佐藤　靖
発行所　大和《だいわ》書房
東京都文京区関口一−三三−四　〒一一二−〇〇一四
電話　〇三−三二〇三−四五一一

フォーマットデザイン　鈴木成一デザイン室
本文デザイン　bookwall
本文DTP・図版　朝日メディアインターナショナル
本文印刷　信毎書籍印刷
カバー印刷　山一印刷
製本　小泉製本

ISBN978-4-479-32052-4
乱丁本・落丁本はお取り替えいたします。
https://www.daiwashobo.co.jp